Peter M. Kalf

Uw immuun systeem schreeuwt S.O.S.

Ook geschikt voor basisscholen om kinderkanker, vroegtijdige dementie en obesitas zo vroeg mogelijk te voorkomen, door ouders op dit boek te wijzen.

Vierde druk 11-2018.
inclusief de nieuwe ontdekkingen van na de derde druk 3-2018,
tweede druk van 04-2016 en eerste druk van 05-2015.

Ieders onderbewustzijn die ieders gezondheid regelt, wil niet gedwongen worden en gaat dwars liggen. Hier hebben we de volgende oplossing voor : als ieder persoon zelf zijn eigen boek koopt, dan wil iedereen omdat die het zelf betaald heeft, dat persé weer terugverdienen. Dan gaat je onderbewustzijn nu wel doen wat er in het voorwoord en in dit boek aan oplossingen staat. Zo wordt het 1e deel van dit boek dan een leerproces voor het onderbewustzijn en het 2e gedeelte de praktische bewijzen die iedereen al kent.

Je onderbewustzijn gelooft niets, is super eigenwijs, daarom nooit nooit nooit verklappen. Gratis is voor niets en heeft dus geen waarde. Dus verklapte oplossing is niets waard en dan gelooft uw onderbewustzijn het juist niet en gaat dwarsliggen. Zo lopen je dierbaren grote kans op obesitas, gordelroos of erger. Je wordt goedbedoeld een moordenaar.

Dus **artsen,**
familieleden, vrienden, verenigingen enz.

Je mag de oplossingen dus nooit nooit nooit verklappen voordat u uw patiënt dit boek voor training verkocht heeft. Speciaal hiervoor hebben we de prijs zeer laag gehouden.

Bovendien is dit geld weer hard nodig voor lopende verdere onderzoeken, daarom er zit ook copyright op.

En later gaat uw onderbewustzijn, als die voelt dat die de nieuw ontdekte bouwstenen weer tekort komt hopelijk ze zelf ophalen nu die weet waar die ze wel kan vinden.

Dat is het doel waarnaar we streven.

En wie weet later wel in ons DNA opnemen.

Sluit je ogen,

glimlach

en

voel

wat er gebeurt.

Vele medische mega ontdekkingen!

Na 10 jaar research heb ik de eerste druk geschreven om op wetenschappelijke basis uit te leggen hoe wellness in elkaar zit. Wellness = uw welzijn = uw gezondheid. Zo mooi. Er gaat een wereld voor u open.

En hoe achteraf bleek, hoe ook een sanatorium werkt. Dat wisten we destijds niet, de ontdekkingen met de elektronenmicroscoop kwamen pas vele jaren later.

Het is de bedoeling dat iedereen dit boek **zelf** en in alle rust aan de keukentafel zeer langzaam leest, zonder radio, tv enz.. Uw onderbewustzijn leest dan mee.

Lees het liefst ieder half jaar opnieuw, het nieuwe "vitamientje" is te klein om dit zelf te ontdekken. Daarna merkt die van het eigen lichaam dat dit juist is en het gene is waar die uw hele leven al naar zocht.

En u komt dan tot rust.

Uw leven gaat nu steeds leuker worden.

Inhoud.

Het lerende gedeelte :

Wat onze ontdekkingen voor invloed hebben op de volgende onderwerpen, wat velen al gevoeld hebben, en derhalve het bewijs voor ons onderbewustzijn :

Hoofdstuk 1
De briljante ontdekkingen met de elektronenmicroscoop, en een mogelijk nieuw alternatief voor penicilline !

Ik herinner me nog dat er internationaal astronauten gezocht werden; zelf vond ik dat ook wel leuk, maar ik droeg een bril en viel daardoor bij voorbaat al af.

Vervelend was dat de destijds beregezonde astronauten, die voor een langdurig verblijf (1 jaar) in de ruimte op aarde getraind werden, binnen een aantal maanden in het toekomstig buitenaards laboratorium ernstig ziek werden en o.a. kanker kregen.
Om de oorzaak op te kunnen sporen, werd speciaal hiervoor de peperdure electronen microscoop ontwikkeld.

En de oorzaak werd gevonden ! ! !

Met de elektronenmicroscoop werden briljante hightech ontdekkingen gedaan van wat de gebroken (door de wind ?) -/-luchtdeeltjes voor ons lichaam doen.

Het negatieve gebroken luchtdeeltje bleek voor ons lichaam zeer bijzondere eigenschappen te hebben.

Het eerste wat ze zagen was dat door dit nieuwe "vitamientje", het gebroken -/-luchtdeeltje, ons bloed beter zuurstof kon opnemen.

De tweede ontdekking was, dat men zag dat ons lichaam van dat gebroken -/-luchtdeeltje een nieuwe cel ging maken. Deze gebroken -/-luchtdeeltjes vormen dus de bouwstenen voor de cellen van ons lichaam.

Er moeten dan wel -/-luchtdeeltjes in de lucht aanwezig zijn, en die zaten er in de trainingsmodule niet. Zodoende kon het lichaam geen nieuwe cellen maken en takelde hierdoor hun lichaam en immuun systeem al snel af. Het effect was dat deze astronauten hierdoor kanker kregen.

Met deze ontdekking was de oorzaak, en bijna de oplossing gevonden.

Maar ze hadden veel meer ontdekt en ook nog veel niet ontdekt.

We verliezen dagelijks duizenden cellen en ons lichaam maakt vele duizenden nieuwe cellen aan om ons lichaam 100% gezond te houden.

Bijvoorbeeld als je een wondje hebt, onder het korstje gebeurt er dan hetzelfde, je lichaam herstelt het door het maken van nieuw stukje huid van nieuwe cellen.

Uw lichaam bestaat uit haar-, huid-, spier-, hersen-, botcelletjes enz.

Van veel van deze vitamientjes/bouwstenen kan je dus veel gezonder, energieker, slimmer en vrolijker worden.

En heel veel slimmer worden zoals in de laatste 60 jaar gebleken is.

Maar als je deze bouwstenen tekort komt dan gaat het erg fout :

Dan vallen er gaten in je muur van cellen en hier door gaat je immuunsysteem hard achteruit en ga je uiteindelijk zelf (kanker)cellen aanmaken en uitzaaien.

Ook gaat de kwaliteit van je hersenen hierdoor achteruit – Parkinson, Alzheimer.

Evenzo gaat de kwaliteit van je bloed en bloeddruk achteruit – te hoge bloeddruk, artrose.

En gaat de kwaliteit van je spieren achteruit – spierziekten, ALS.

Dan gaat de kwaliteit van je huid achteruit – huidziektes, MS.

Dan gaat de kwaliteit van je organen achteruit – orgaan ziektes.

Dan gaat de kwaliteit van je botten en gewichten achteruit – botkanker, gewrichtspijnen.

Niet in deze willekeurig beschreven volgorde.

Het afbreken van je lichaam is vaak al eerder merkbaar. Het is mogelijk dat je al eerder last hebt van kleine onduidelijke klachten. Enkele voorbeelden zijn: Last van je rug, pijntje in je knie, teveel gaan eten enz. enz. Dit soort klachten zijn een waarschuwing van ons lichaam die ons erop attenderen dat we met onze oplossingen uit dit boek moeten blijven uitvoeren.

Vaak gaat van een tekort aan bouwstenen ook je humeur achteruit, je onderbewustzijn kan de ontbrekende vitamientjes niet vinden. Je kan slecht slapen, je wil je bed niet uit, energie tekort, ongeduldig, saggerijnig, en je wordt veel minder slim, je kan slecht mee op school enz.

Er werd in 1980 gesteld dat we om te leven een leefomgeving van 1000/2000 -/-luchtdeeltjes per cm^3 nodig hebben. (Volgens mij ligt dat door de vervuilde agressievere lucht nu beduidend hoger.)
Terwijl men tegelijkertijd zei dat er op straat nog maar 100 en in de slaapkamer nog maar 50 van deze -/- luchtdeeltjes zaten.

Dus zouden we allemaal snel dood moeten zijn en de meesten leefden gewoon gezond door, zo leek het althans.

(1 cm³ = ongeveer de grootte van een dobbelsteen)

En zo kwamen de briljante hightech ontdekkingen ten onrechte zeer ongeloofwaardig over en verdween het onderzoek in de doofpot, waar ik het nu, bij deze heel blij uithaal.

Gelukkig nemen vele wetenschappers en micro biologen in de wereld dit nog wel zeer serieus.

Men vroeg de wereld nog : "Wie ziet wat wij missen?"

38 jaar na het rapport van de onderzoekers op de electronen microscoop van de NASA, ben ik de eerste. Het waren zeer zware onmogelijke puzzels, al lijken de antwoorden simpel als u ze nu leest.

Het plaatje klopte wel, maar de kennis over de nieuwe belangrijke onderdelen bestond nog niet.

Mijn 1^e ontdekking©.

Door temperatuurs verschillen krijg je luchtwervelingen langs bijvoorbeeld muren en komen gebroken luchtdeeltjes al duizenden jaren elkaar heel snel tegen en zijn ze al snel weer 1 heel luchtdeeltje.
Toen werkten de meeste mensen nog dagelijks buiten.

Fijnstofjes zijn in feite ook muren voor ons veel kleinere luchtdeeltje en worden ook door UV licht warm. Hieruit blijkt dat die hoge hoeveelheid fijnstof van vandaag veel van onze -/-luchtdeeltjes ook nog eens heel snel meer neutraliseert. Dit gaf de lage hoeveelheid -/- luchtdeeltjes die er in 1980 nog aanwezig waren.

De industrialisatie van de laatste 200 jaar zorgt voor de enorme toename van de fijnstof in de lucht. Doordat we later naast fabrieken ook thuis op kolen gingen stoken en na 1960 ook nog massaal gingen autorijden. Snelwegen vol met diesel vrachtauto's, vliegen, etc. Toen nam de hoeveelheid fijnstof heel erg snel toe.

Maar we zijn sinds 1955 huizen gaan bouwen met douches. Naast het waterval effect, ook onze 2^e ontdekking© het verdampen van warm douche en bad water. Wat zeer grote hoeveelheden -/-luchtdeeltjes creëerde.

Dit gebeurd ook enorm met lekkere theegeur opsnuiven©, soepgeur opsnuiven, aardappels koken. Ook handig als er geen douche is of mogelijk is.

Vroeger met dagelijks soep koken, maar ook de was koken. Werden vrouwen daarom veel ouder ?

Bij ziekten en ongelukken hebben we meer, veel meer bouwstenen nodig en kunnen we alle bronnen ook goed samen gebruiken.

Twijfelt u aan deze bron ? U heeft best wel eens een eitje gekookt. In dat pannetje wordt het erg wild bij 100 graden. Dit gebeurt ook microscopisch en lucht is de buurman die de klappen opvangt en wat weer grote hoeveelheden gebroken luchtdeeltjes oplevert.

Deze nieuwe bron douchen, camoufleerde het verlies van onze natuurlijke -/-luchtdeeltjes door fijnstof.
Daardoor werden de meesten die toen 5 minuten per dag douchten niet ziek. En vele kregen door het 2x douchen veel per dag ook veel meer hersencellen. En werden hierdoor veel slimmer.

Met deze informatie erbij klopt het oude plaatje nu wel. Alleen bestond deze informatie destijds nog niet.

Dit dagelijks warme douchen zorgde dus voor de nodige aanvulling van -/-luchtdeeltjes wat ons immuunsysteem op peil hield. Maar wie dit momenteel niet dagelijks doet, loopt het risico dat zijn celstructuur beschadigd en immuunsysteem kan wegvallen. Omdat de hoeveelheid fijnstof nu zo gevaarlijk veel groter is geworden.

Dit verandert het overzicht van 38 jaar geleden enorm. Helaas is de luchtverontreiniging met nano kleine deeltjes nu nog veel hoger, zo hoog dat er andere ziekten bijkomen. Al of niet in combinatie met wegvallen van het immuunsysteem

Maar er zijn ook onze andere recente leuke ontdekkingen©: andere oude natuurlijke bronnen uit een hele andere hoek die kunnen soms ook zorgen voor een grote -/- luchtdeeltjes aanmaak. En een paar soortgelijke bronnen die we soms zelf, zonder het te weten al maakten. (zie verderop in dit boek).

Deze -/- luchtdeeltjes, ook wel vitamientjes en de bouwstenen van ons lichaam genoemd, zijn ook de genezende bron van de vele oude vormen van fabuleuze genezende plekken op aarde en ook de basis van enkele vormen van wellness (zie onze wetenschappelijk uitleg van de bekende vormen van wellness in de 2^e helft van dit boek).

Nu heeft het oude onderzoek, waarom het immuunsysteem van die astronauten weg viel, veel meer waarde. Door het inmiddels veel te hoge gehalte fijnstof in onze lucht zorgt nu dat veel mensen hetzelfde overkomt.

Na het drukken van de eerste versie van dit boek gebeurde het volgende. Een kennis werd plots ernstig ziek. Een half jaar eerder verloor zij haar representatieve baan. Voor haar baan ging ze dagelijks douchen om er fris en fruitig uit te zien en daarna niet meer.

Om geen dure warmte te verliezen zaten bij haar thuis de ramen ook nog dicht.
Plots kreeg ze een ernstig luchttekort en belandde dicht bij huis nog net op tijd op de intensive care van een groot ziekenhuis. Kantje boord en 14 dagen lang op intensive care ! Op de vraag hoe de onschuldige bacterie die iedereen bij zich heeft zich zo enorm heeft kunnen

vermenigvuldigen, kreeg ze te horen dat haar immuunsysteem was weggevallen.

Hoe dat kon wisten de medici niet. Hoe ze haar immuunsysteem kon verbeteren, wisten ze ook niet.

Ik ging er bij de eerste druk van dit boek vanuit dat artsen dit wel wisten. Het is nu duidelijk dat niet iedereen het 38 jaar oude wereldwijd bekende wereldberoemde rapport van de NASA kent en waardeert. Daarom een andere titelpagina van de 2^e, 3^e en 4^e druk van mijn boek.

Het leuke is, dat we een onschadelijke, en zo aangename oplossingen© voorhanden hebben. Onze oplossingen kunnen voorkomen dat ons immuunsysteem wegvalt en kan zo deze vervelende ziekten voorkomen. Maar dan moeten we die oplossingen wel voldoende en dagelijks gebruiken.

Met onze oplossingen kunnen we helpen voorkomen dat ons immuunsysteem wegvalt, en ons langzaam helpen ons immuunsysteem weer op te bouwen.

Ik werd ook ziek doordat ik te veel binnen zat en te weinig douchte. Mijn eigen bloeddruk verbeterde na 1 jaar dagelijks douchen van 160/95 naar 119/79. En na 2 jaar mijn rugpijn en ook andere, niet chronische klachten verdwenen. Dit geeft een indicatie dat, als artsen, ziekenhuizen en ziektekosten verzekeringen dit boekje met onze oplossingen zouden promoten, ons aller gezondheid nog veel meer ten goede zal komen en veel chronische klachten kan voorkomen. En de ziektekostenpremies met 25% per jaar naar beneden kunnen.

Van die bouwstenen knap je veel meer op dan alleen je immuunsysteem ! Probeer het maar.

Nu was ik pas geleden aangestoken met bronchitis. Maar na 3 penicilline kuren was de bronchitis nog steeds niet over. Ik moest bij de derde kuur stoppen als ik pijn in mijn pezen kreeg, dat kwam daarna alsnog dus. Ik heb er nog last van. Wat een troep was dat. En ik hoestte nog steeds.

Na een half uur hoesten onder de douche heb ik dus als uitprobeersel een grote soep mok met thee gemaakt. Mijn 3^e ontdekking©. Iedere inhalering dicht boven de hete thee gedaan. Uitademing ernaast om afkoeling te voorkomen. Bijna een vol uur warme waterdamp. Dit 5x een uur gedaan per dag. En na 3 dagen was mijn bronchitis compleet verdwenen. In hoofdstuk 5 met de tabellen stond al : zeer hoge aantallen -/-negatieve luchtdeeltjes stimuleren het genezingsproces van het lichaam.

Door al het dierlijk voedsel met penicilline, worden steeds meer mensen ongevoelig voor penicilline. Bent u hier ook ongevoelig voor geworden, dan is deze onschuldige oplossing©, mijn 3^e ontdekking, het proberen waard. Mogelijk 6x per dag en/of een paar dagen langer. Hou me graag op de hoogte van uw resultaten.

Bij brandwonden moet het lichaam miljarden nieuwe huidcellen cellen aanmaken. En is douchen vaak onmogelijk. Hier kan onze warme thee damp oplossing een aangename grote aanvulling bouwstenen voor nieuwe cellen zijn. Helemaal met de huidige hoeveelheid fijnstof. Nu zijn we bij brandwonden altijd bang voor infecties en is het bijbehorende penicilline effect een welkome aanvulling. Heeft het U geholpen ? Hou me ook hier graag op de hoogte van uw resultaten.

Ik kreeg meteen de vraag of het ook zou helpen bij kankerbestrijding. Iets in ieder geval, maar hoeveel zal in de toekomst nog duidelijk moeten worden.

Ik had 2 kleine 1cm³ huidkanker plekjes in mijn gezicht, die al 2 x keer met bevriezing behandeld waren. Maar ze kwamen toch weer terug. Na 3 jaar veel douchen en sinds kort met veel thee snuiven erbij lijkt een geplande 3^e bevriezing niet nodig. Ze zijn bijna verdwenen.

Ook hier, hou me van uw resultaten op de hoogte graag, in het Hollands of in het Engels op reactions.saunafanclub@gmail.com dan kan ik dat in een volgende druk meenemen.

*

Een praktijk voorbeeld van waar en waarom het vaak fout gaat.
Mijn vader had een zeer goede gezondheid en jogde op hoge leeftijd bijna dagelijks 8km om de Sloterplas. Nu kreeg die van iemand op wintersport onbedoeld op een licht duwtje en kwam wat ongelukkig neer, wat resulteerde in een gebroken schouder. Nu werd die in Oostenrijk vakkundig ingetaped. Zijn gebroken botjes eisten alle bouwstenen leek het. Want al zijn kneuzingen

wilden niet goed genezen. Maar douchen ging nog niet, dus het ging van kwaad tot veel erger. De weinige bouwstenen werden door de kneuzingen opgeëist ten koste van andere plaatsen waar ze ook heel hard nodig waren. Nu klaagde mijn vader nooit maar zijn conditie werd steeds slechter. Hij werd steeds zieker en steeds zieker. Veel rugpijnen, en het zitten begon al zeer te doen. Af en toe een washandje. En het deed ook allemaal te zeer om te gaan douchen. Hiervan werd die langzaam maar zeker steeds beroerder, en bij ziekte heb je ook nog veel meer bouwstenen nodig. Van douchen kwam nu helemaal niks meer. Parkinson en Alzheimer deden enige tijd later helaas hun intrede.

Als ik dat van de hete thee damp 13 jaar eerder had geweten, dan had ik hem kunnen redden.

Enkele onder u zullen in het verleden ook wel eens iets gebroken hebben en gingen toen ook niet douchen. Maar toen was de hoeveelheid fijnstof gelukkig nog niet zo hoog. En tegenwoordig hebben we plastic waterdichte hoezen zodat er ook met veel gebroken lichaamsdelen gedoucht kan worden.

Ouderen gaan vaak minder werk doen en hierdoor minder zweten en daarom minder douchen. En ook uit bezuiniging niet wetende dat hier dan hetzelfde gebeurt als hierboven beschreven. Hierdoor gaan velen zich beroerd voelen en worden steeds zieker en gaan dan nog minder douchen.

Ook kinderen vinden douchen soms heel eng. Leg ze rustig uit dat het erg gezond is en dat ook thee snuiven erg gezond is. Waterdamp snuiven mag uiteraard ook zonder thee. Zo kan kinderkanker, vroegtijdige dementie en obesitas in vroeg stadium voorkomen worden.

Moeders met kleine kinderen komen ook vaak veel tijd tekort. Gaat veelal ten koste van douche tijd. Jonge kinderen zijn ondernemend en kan je niet uit het oog verliezen. En gescheiden moeders komen nog meer tijd te kort. Hierdoor nog meer bouwstenen te kort. Ook hun onderbewustzijn raakt in paniek. Het lichaam verslechterd en haar kinderen hebben een sterke gezonde moeder nodig. Hun onderbewustzijn zoekt dan in paniek. Vaak nam een vriendin de zwaar vermoeide moeder even mee naar een wellness resort. Mede hierdoor scoorde ons 10-stappen-sauna-plan zo hoog.

Door de hoge hoeveelheid fijnstof komen steeds meer mensen bouwstenen te kort. Hebben dan geen zin meer om te douchen. En gaat het dan steeds slechter met ze. Hierdoor lijkt het wel of er steeds meer enge ongeneselijke ziekten komen.

Omdat slachtoffers van alle leeftijden, bij terugval door veel minder hersencelletjes wat minder opmerkzaam worden, dient de omgeving vanaf nu hier veel meer alert op elkaar te worden.

Help mee, vele dierbaren een verschrikkelijk naar einde te besparen. Maar niet verklappen, maar mijn boek cadeau geven, laten lezen en graag hun vragen beantwoorden.

*

Veel leesplezier en zelf ook een veel betere gezondheid ☺ door het lezen van nog veel meer van mijn ontdekkingen in dit boek.

Hoofdstuk 2
Wellness

Komt van het Engelse woord wellbeing, je de volgende dag enorm rustig en/of veel gezond(er) als ervoor voelen. Als je het ooit gevoeld hebt, wil je het weer :

Het wellbeing gevoel.

In het Nederlands - het welzijn gevoel – je gezondheid,
in het Frans noemen ze het - bien être,
in het Duits het - wohlbefinden.

We weten nu, dat het gedeeltelijk door een sterke lichamelijke verbetering kan komen (zie hoofdstuk 1 en 5), maar ook gedeeltelijk door een sterke geestelijke verbetering (zie hoofdstuk 1 en 8).

Dit creëert dan de bekende grote genezende kracht[3] met het aangename zeer relaxte wellbeing gevoel de volgende dag als gevolg.

Indien we deze twee verbeteringen tegelijkertijd doen,
30 minuten - een gouden combinatie - dan worden
beide door elkaar veel en veel sterker (zie hoofdstuk 9).

Maar er is meer, veel meer.

Hoofdstuk 3
Een genezende of ziekmakende omgeving, waar zit u het meest ?

Het is zo simpel.

Nu we de antwoorden hebben, waar we eeuwen naar hebben gezocht.

Iedereen begrijpt dat een zaadje voor een aardbeienplantje bij min 10^0C niet zal groeien. Hier is warmte, zuurstof, voeding, wind, vocht en zonneschijn voor nodig. Mist er hier één van, dan lukt het vaak niet.

Maar is onze muur van celletjes beschadigd dan kan hier ook onkruid in gaan groeien zoals kanker, kinderkanker, Parkinson, Alzheimer, ALS, MS, enz.

Zo ook met wat nodig is voor een gezond klimaat voor ons mensen. Het lijkt alsof er in verschillende culturen, verschillende vormen van zijn. Maar bij nadere bestudering hebben ze allemaal dezelfde voor ons benodigde ingrediënten nodig.

Zo is de 2.500-3.000 jaar oude 30-35°C Maya sauna onze eerste bekende vorm. Later ook de Romeinse en bronwater baden. En tegenwoordig ook het buiten rondhangen in het bos en in de 33°C bosbaden.

Vroeger hielp ook bewegen of rustig in de buitenlucht zitten. Maar dat alleen is tegenwoordig niet echt voldoende meer. Ook zonnebaden als de zon nog niet te sterk is. Een dagje in de bossen of op het water en nog een paar andere vormen.

Voor een groter, aanvullend genezend resultaat:
- bij wind uit zee, binnen 10 meter van de branding;
- in een groot bos bij wind;
- Nieuw : bij zon, door UV stralen© op of aan een meer ook gebroken luchtdeeltjes productie;
- in een 33°C Spa bubbelbad en buitenbad©;
- of onder een waterval (tip saunafanclub --> mijn ontdekking© de warme douche).
- of combinaties van bovenstaande;

Er zijn nu al verschillende sterke opbouwende krachten samen bezig die weer steeds meer afgeremd worden door fijnstof. En deze doen we ook niet dagelijks.

We leefden vroeger de hele dag buiten. Tegenwoordig veel binnen. We hebben ook veel meer banen binnenshuis. En we hebben hoge luchtvervuiling. Door dit alles hebben we tegenwoordig <u>dagelijks</u> versterking van ons immuunsysteem nodig, om simpel gezond te kunnen overleven.

Daar we die -/- luchtdeeltjes tegenwoordig door 200 jaar industrialisatie met grote luchtvervuiling ook steeds meer tekort komen, kan dit boek ons leven nu zo veel gezonder en enorm aangenamer maken.

Daarom voor iedereen in de volgende hoofdstukken, breed en helder uitgelegd hoe het in elkaar zit en hoe we nu simpel veel gezonder kunnen worden en vele enge en nare ziektes kunnen voorkomen.

*

In de laatste eeuw zijn er grote industriële veranderingen opgetreden voor onze gezondheid waardoor we veel ouder kunnen worden, maar ook plots heel ziek kunnen worden.

De komst van de riolering was door de grote toename van de bevolking een enorme vooruitgang. Hierna veel minder ziek makende bacteriën.

Leidingwater met schoon drinkwater zonder de oude sporen van riolering, ook een gezondere, heerlijke, smakelijke veraangenaming.

We leefden en werkten vroeger, met veel bewegen, hoofdzakelijk buiten en tegenwoordig stilzittend te veel binnen. Bestrate stenen steden werden veel en veel groter, steeds minder groen, waardoor we tegenwoordig ook veel meer bouwstenen tekort komen. Helaas nam door industrialisatie ook de luchtvervuiling ongemerkt sterk toe.

Het viel niet op, omdat we rond 1955 huizen waren gaan bouwen met standaard een douche.

Mensen die hun baan kwijtraakten, werklozen, ouderen enz. die nu veel binnen zitten met dichte ramen vanwege warmteverlies en uit geldbesparing minder gingen douchen, krijgen binnen een jaar dezelfde problemen net als de zonder verse -/-luchtdeeltjes "opgesloten" astronauten tijdens de langdurige training destijds. Die waren bij aanvang beregezond. Maar er zat geen douche in de trainingsmodule van de NASA. Ze kregen sap door een rietje, maar geen dampende thee of soep. Maar hoe gezond bent U ? Uw gezondheid is hierdoor waarschijnlijk ook veel slechter en loopt u zeer grote kans ziek te worden of u bent het al.

Doordat we tegenwoordig veel meer binnen leven. En binnen hebben we al nog minder bouwstenen door de muren, cv, tv en pc. Doordat ook binnen zoveel meer fijnstof in onze lucht zit, verdwijnen de laatste bouwstenen voor ons lichaam nu nog veel sneller ook uit ons huis.

Fijnstof komt in onze lucht door uitbarstingen van vulkanen, kolencentrales, aanmaak nucleaire splijtstaven, benzine, diesel, kerosine, gas, oliestook, remschijven, allesbranders, BBQ's, openhaarden, fikkie stoken, velden verbranden, afval verbranden enz.

Dat alles tezamen is veel te veel voor onze atmosfeer.

Auto's worden steeds zuiniger en schoner maar de nieuwe Airbussen tanken al 365.000 liter per keer en moeten constant doorvliegen, omdat het kostenplaatje

31

van het dure enorme vliegtuig anders te duur wordt. In 2015 hadden we al 93.000 vluchten per dag. Beter geen vluchten meer en elektrisch per hoge snelheids tunnel trein reizen. Net zo snel.

Door de nog steeds oplopende, inmiddels veel te hoge co2 waarden wordt ook onze lucht steeds giftiger en vuiler en onze gezondheid minder.

Wikipedia zegt : "co2 is een helder gas (koolmonoxide) wat vrijkomt bij volledige verbranding." Maar volledige verbranding komt zelden voor. De onvolledige verbranding zorgt voor veel extra stof, ook wel gemakshalve co2 stof genoemd.

Door grote hoeveelheid fijnstof en co2 stof in de lucht neutraliseren onze -/-luchtdeeltjes steeds sneller en in de hitte van de zon supersnel.

De -/-luchtdeeltjes glijden langs de veel grotere stofdeeltjes met een andere temperatuur, net zoals met muren, en door de luchtwervelingen komen die gelijk een +/+ luchtdeeltje tegen en neutraliseren hierdoor meteen.

Ook buiten doordat de zon ook de fijnstof verwarmt.

Dus ook door fijnstof komen we veel meer van deze bouwstenen tekort dan vroeger. Ook vanwege de hoge giftigheid van co2 worden zonnepanelen steeds meer noodzakelijk.

Ik heb al 13 jaar op onze website staan dat we de beschikbare ruimte voor zonnepanelen per huis simpel kunnen verdriedubbelen door simpel alleen bouwvergunningen goed te keuren bij een op het zuiden gericht, geheel schuin dak. Kost de bouwer en de koper niks extra en gaat niet ten koste van bossen en akkers, maar levert wel veel meer broodnodige ruimte voor zonnepanelen op.

Zonnepanelen in/boven wegdek snelwegen en tussen/boven de rails, nemen ook geen extra plek in.

Wel heerlijk wonen tegenwoordig met centrale verwarming zonder de oude giftige rook. Maar we hebben toch ook binnen steeds slechtere lucht met net zo veel fijnstof en co2, dat die al bij velen voor grote longproblemen zorgen.

Buiten de extra patiënten met longziekten, hebben we alleen in Nederland al 40.000 nieuwe kanker patiënten per jaar. Men verwacht dat door de veel te hoge hoeveelheid fijnstof dat dit de komende jaren 400.000 longkanker patiënten zullen gaan worden.

Gaan we dit grote aantal samen met spoed drastisch verminderen ?

De tegenwoordige zo noodzakelijke vrachtwagens en bussen en busjes **allemaal** acuut verplicht overzetten op 100km ? accu's. Dit begint in veel binnensteden toch al verplicht te worden. En natuurlijk met zonnepanelen op de daken en zijkanten van de vrachtauto's en op de aanhangers. En trolly bus power systeem op snelwegen bij heuvels en dalen?

Alle diesel locomotieven vervangen door elektrische. Deze slurpen per stuk al een miljoen liter diesel per jaar. Dit zag ik op Discovery Channel die bij een locomotief fabriek op visite was. Op alle rijtuigen kunnen ook weer zonnepanelen, ook op de zijkanten.

Ons huis en douchewater verwarmen door warmtepompen = de oude koelkast technologie, 3x meer warmte opbrengst. Zeeschepen weer zeilschepen, nu met zonnepanelen op het hele dek erbij.

Binnenschepen ook elektrisch. Alle daken van fabrieken en kantoren verplicht met zonnepanelen.

Terwijl we meer lucht met de zo gezonde -/- luchtdeeltjes nodig hebben, is onze ontdekking de grote tijdelijke oplossing.

Blijft,

onze lucht moet heel snel, heel veel schoner.

Lucht wordt ook binnen 14 dagen de wereld omgeblazen, dus we moeten er *echt* **allemaal** ons best voor doen.

Dus beter ook geen veel gevaarlijker nano fijnstof meer produceren wat nieuw type ziekten kan gaan opleveren. Men vermoed dat katalysatoren fijnstof omzet naar een hoop nano fijnstof en dat turbo's door hun veel hogere hitte ook veel nano fijnstof maken.

Dus ons beter elektrisch en/of op waterstof gaan verplaatsen.

Met je neus in de wind,

geeft → gaf je,

op het water,

met het scooter en motorrijden,
in cabrio's,

in de hoogte met het skiën,

nu met het dagelijks douchen

en thee snuiven

een groot gevoel van vrijheid.

Hoofdstuk 4
Het 1^e probleem en oplossing.

10.000 Jaar geleden leefden we de hele dag buiten in een nog schone lucht.

Nu blijkt er iets in de buitenlucht te zitten wat ons lichaam dagelijks heel hard *constant* nodig heeft:

verse bouwstenen voor nieuwe cellen.

*

Buiten blaast de wind, lucht tegen de bomen, de takjes, de blaadjes, enzovoort.

Een luchtdeeltje spat in stukjes uit elkaar, in positieve en negatieve luchtdeeltjes.

Wetenschappers noemen dit vanwege een neven onderzoek naar nucleaire deeltjes, ionen, geladen deeltjes. U kent het woord wel van de kruiswoordpuzzels. Een geladen deeltje.

Onze 4^e ontdekking©. Deze term had bij hun eigen onderzoek behoren te blijven. Daar we deze term bij de gebroken luchtdeeltjes tegenkomen werkt de indruk dat ze daarom de andere grote bronnen niet zagen. De zon schijnt op het water, op de zee, meren, plassen en slootjes. Water verdampt en is zo de bron van vele -/- luchtdeeltjes zonder geladen te zijn, omdat deze in een geaarde situatie ontstonden. Zo ontstond in het verleden al het gezegde : "de zee trekt"

Misschien dat er in de toekomst een geleerde ontdekt dat door deze minuscule lading onze batterij opgeladen wordt. Wij sturen elektrisch onze spieren aan. Onze douche en de wind door wrijving ? hebben deze lading wel. Of kwam het toch door de splitsing?

Deze luchtdeeltjes bleven buiten in het bos in de lucht lang hangen omdat er zo goed als geen temperatuurs verschil heerst, bijna stilstaande lucht. Maar op straat en in huis neutraliseren ze snel. Ook verdwijnen ze door tijd, sneller door warmte, heel snel door hitte, door aanraking met bestrating, muren, plafonds, ramen, vloeren, radiatoren, tv's, pc ventilatoren, hete stranden, fijnstof en dergelijke.

De ontdekking met de elektronen microscoop.

In simpele taal : door het opnemen van die negatieve luchtdeeltjes kan ons bloed beter zuurstof en deze bouwstenen opnemen.

En zuurstof is een belangrijke grondstof voor ons lichaam, ons vel, onze spieren, onze ingewanden en ons brein. Ons brein die ons lichamelijk en geestelijk moet besturen.

Hoe meer we deze -/-luchtdeeltjes opnemen, des te meer bouwstenen voor ons immuunsysteem en onze gezondheid toeneemt, ons geneest, infecties bestrijdt, andere zieken voorkomt.

We bestaan uit heel veel cellen, dagelijks verliezen we er vele duizenden en maken we vele duizenden nieuwe cellen van negatieve luchtdeeltjes, daar heeft ons lichaam wat aan en vallen we niet uiteen in water en wat eiwitten.

Tegenwoordig neemt de hoeveelheid -/-luchtdeeltjes buiten en binnen sterk af. We staan op, gaan veelal met de auto naar ons werk, hele dag binnen op kantoor, 's avonds binnen eten, film kijken, internetten, binnenslapen met gesloten ramen. Het was vroeger beter met ramen open te slapen met een extra deken.

Ons lichaam komt nu bouwstenen tekort en onze geest komt hierdoor niet tot rust, doordat er achterstallig onderhoud ontstaat aan ons lichaam en onze geest.

Er ontstaan bij onze huidige levensstijl grote tekorten aan celletjes in ons lichaam, ons immuunsysteem verzwakt en hierdoor nu vatbaar voor de meest vervelende enge lichamelijke en geestelijke ziektes, net zoals bij de astronauten in training.

Na bestudering van deze luchtdeeltjes, krijgen we sterk de indruk dat bijna alle ziektes en mankementen voortkomen door verslechtering van ons immuun-systeem door te weinig gebroken -/-luchtdeeltjes.

Ons immuunsysteem ging snel zakken doordat we tegenwoordig door te weinig douchen. Binnen een jaar gaat het dan al erg fout zoals bij de eerste astronauten training. Met dagelijks douchen kunnen we dit voorkomen. Je immuunsysteem weer een beetje opbouwen duurt minimaal een aantal jaren !

Als het fout is gegaan, dient u daarna uw uithoudings-vermogen ook weer op peil gebracht te worden. Naast deze vitamientjes dienen we ook alle andere vitamientjes steeds voldoende binnen te krijgen.

Note : extra vitamine van het ene soort kan niet een tekort van een andere vitamine compenseren, ook niet van onze lucht vitamientjes, onze -/- luchtdeeltjes.

Zie voor tabellen, waar veel -/-luchtdeeltjes zitten en veel extra interessante info, in ons volgende extra hoofdstuk 5.

Hoofdstuk 5
De genezende -/- luchtdeeltjes, en werd je nudist of naturist door wellness ?

De bouwstenen van onze cellen.

Bijna iedereen weet dat je ervan opknapte, als je een dag door het bos liep of op het strand ging wandelen (doe dat wel binnen tien meters van de branding).

Maar weinig mensen weten dat dit door de zo gezonde negatieve luchtdeeltjes komt.

Negatieve luchtdeeltjes ontstaan o.a. in de natuur, het sterkst onder een waterval en in een bos. Doordat luchtmoleculen onder invloed van onze ontdekkingen zonlicht© en verdamping© en de oude botsende lucht tegen bomen of bewegend water uit elkaar slaan.
Zo wordt +/- dan zeer tijdelijk +/+ en -/-.

De luchtmoleculen botsen tegen iets aan, breken uiteen in kleinere stukjes en blijven buiten in de natuur rondzweven; de kapotte luchtdeeltjes willen niets liever dan snel weer terug naar elkaar; en hebben daar maar weinig voor nodig. Het lijkt wel of ze magnetisch naar elkaar zijn.

Op straat, in steden en binnen in huis neutraliseren de luchtdeeltjes door turbulentie in de lucht heel snel. +/+ en -/- worden samen snel weer +/-.

38 jaar geleden hadden we al kleine kantoor ventilatoren met elektrische "-/- ionen" makers.

In de elektrische auto's van Tesla zitten naast sterke luchtfilters tegen stof en pollen ook een "ioniser" ingebouwd, net als in ruimtestations nu. In een ruimtestation zou dit kunnen werken, omdat er vermoedelijk heel weinig fijnstof zit. Maar in een Tesla en een kantoorventilator zal fijnstof hier ook een grote rem op de opgewekte "ionen" zijn. En ventilatoren maken enorme luchtwervelingen waardoor de magnetische gebroken luchtdeeltjes supersnel weer een heel luchtdeeltje worden.
Zoals wij bij testen van onze bron een meter verder er al weinig van over bleef, en bij ventilators al na een decimeter.

Ook in de stoomcabine gaan de -/-luchtdeeltjes verloren, maar nu doordat ze langs de binnenkant, een ronde slang moeten. En bij lucht bevochtigers verdwijnen de -/- luchtdeeltjes door het tuitje.

Wat doen die -/- luchtdeeltjes volgens het rapport uit 1980 voor ons ?

Schema uit 1980
verband ionenconcentratie en welbevinden, de cijfers van 38 jaar geleden :

een leefomgeving met :

100.000-500.000 ionen/cm^3 lees : -/- luchtdeeltjes /cm^3
stimuleren het genezingsproces van het lichaam.

50.000-100.000 ionen/cm^3
doden bacteriën en reduceren infectiehaarden.

5.000-50.000 ionen/cm^3
verbeteren onze afweer en weerstand.

1.000-2.000 ionen/cm^3
zijn onmisbaar voor een gezonde omgeving.

50 ionen/cm^3 – oftewel het wegvallen van uw immuun
systeem.
Leiden tot fysiologische verstoringen en
ook uw weerstand valt weg, kortom je wordt ziek.
Als je immuun zo zwak geworden is krijgen de altijd
aanwezige chronische en andere bacteriën de kans zich
explosief in je lichaam te vermenigvuldigen en zijn we zo
weerloos tegen kanker en andere enge ziekten die we
soms zelf maken en/of kweken.

Het aantal negatieve ionen per cm^3 op verschillende plaatsen bedraagt onder/op/in:

Waterval, :
20.000-70.000 per cm^3

*onze ontdekking© - de warme douche 20.000.000 en
meer !* Vele malen meer als alleen onder een waterval !
En onze hete thee waarschijnlijk nog veel meer, maar
onze meters hielden op bij 20.000.000 Al zitten we er

niet de hele dag in. maar de factor tijd is eenvoudig zelf te regelen, en zo gelijktijdig ook het genezend effect.

In het grote bos in 1980 : 50.000 per cm^3
Waar vele sanatoriums zich bevinden ! (Maar in 1960 met veel minder fijnstof, waarschijnlijk vele 100.000den hoger)

Maar dit waren de metingen van 1980, maar wij zijn benieuwd wat die waarden in 2018, 1950, 1900, 1850, 1800, 1750 en daarvoor waren.

Nieuw door ons ontdekte -/-ionen door UV straling©: op kleine meren, kanalen enz. :

5.000 en hoger per cm^3

Bergen en zee: 5.000 per cm^3

Stadsrand, weide, veld: 700-1.500 per cm^3

Stadspark: 400-600 per cm^3

Door hogere droge temperaturen, zoals in Zuid-Europa met zomerse

temperaturen boven de 40°C;
vernietigen hete stenen muren,
door turbulentie ook de -/- luchtdeeltjes.

en plaatsen steden al eeuwen grote fonteinen --> het
waterval effect !
en hoger in Europa hadden we steden met steeds meer
bomen.

Trottoir : 100-200 per cm^3

In een woning in binnenstad : 40-50 per cm^3

Gesloten kantoor met airco : 0-25 per cm^3

*

Maar nu staat er sinds kort (zagen we 2 jaar **na de in ons boek** beschreven ontdekking) in de laatste internationale beschrijvingen van -/-ionen tegenwoordig nu ook :

" Evaporating water will produce -/- ions in the air " !

Hieruit blijkt nu ook uit andere bron, dat je dus ook -/- ionen kan produceren met het verdampen van water.

En zelfs **_binnen_** opgewekt kunnen worden door het verdampen van warm water.

Nu wordt er een hoop duidelijk en krijgen we veel meer inzicht in het verleden.

*

Dit gebeurde dan ook 3000 jaar geleden door de 30-35°C löyly in de oude natte Maya sauna.

*

En ook onze grote ontdekking !
Bij het douchen, met ons hoofd dicht bij de bron, voordat turbulentie lang de wanden en het fijnstof de gezonde -/- luchtdeeltjes kunnen neutraliseren.

Dus ook dampdouches, regendouches en stuifdouches. Douchen stimuleert tevens de bloedsomloop, werkt rustgevend en verlicht spier- en andere pijnen.

Dat douchen doen we ook steeds na sauna, na whirlpool, na stoomcabine, na sauna, na 33ºC graden buitenbad, na weer een sauna enz. Douchen is tegenwoordig zo normaal dat zagen we niet als bron, maar die hete sauna had een grote impact, dus dachten we zo ten onrechte dat uit de sauna de genezende werkingen vandaan kwamen.

Een douche, een whirlpool en een warm buitenbad zet ook lucht om naar positieve en negatieve luchtdeeltjes en werkt dus ook als een zeer sterke bron van de -/-luchtdeeltjes.

Tegenwoordig zien we in zwembaden steeds meer de 1 meter hoge mini waterval met de brievenbuslook wateruitlaat die ook vele -/-luchtdeeltjes aanmaakt.

*

Help mee nog meer onafhankelijke onderzoeken mogelijk te maken.

Wordt donateur van de sauna fanclub .nl
Voor informatie, zie op de pagina doe mee.

*

U kunt ze niet zien, ruiken of proeven. Maar in de buurt van bergen, het strand en watervallen, of na een goede onweersbui, zitten er grote hoeveelheden -/- luchtdeeltjes in de lucht, maar U voelt het soms wel.

Enkele voorbeelden :

Soms is het zo benauwd in huis, dat je de deuren even openzet om te luchten, dan voel je gelijk het verschil tussen de oude geneutraliseerde lucht en de nieuwe lucht vol met -/- luchtdeeltjes die we dan hierdoor als frisse lucht ervaren.

*

Als je vroeger in Amsterdam van het Centraal Station naar de Dam liep, onder de vrolijke feestelijke overdaad aan vlaggen, wimpels, langs gepavoiseerde steigers van de rondvaartboten en in de wind van het IJ, dan voelde je je een soort van vrij.

Toeristen bleven terugkomen om dat gevoel steeds weer
te ervaren.
Amsterdam werd hierdoor wereldberoemd,
totdat een wethouder, die onze cultuur niet kent, onze
eeuwenoude vlaggerei in het centrum verbood.

Zonde !

We willen onze eeuwenoude eigen gezonde,
Nederlandse
permanente overdadige feestelijke (-/- luchtdeeltjes
verhogende) vlaggerei cultuur terug.
*
Knoop ook wat ionen makende gouden bloemen
versierlintjes aan je autoantenne,
kantoorventilator, fiets, scooter, balkon, bootje, etc., etc.

En als stil protest aan een verplicht lege vlaggenstok.

*

Ons onderbewustzijn laat ons liefst **steeds** weer terug
keren naar plaatsen, bossen, stranden, meren, sauna's,
onder wapperende vlaggen
waar een overdaad aan -/- luchtdeeltjes is.

Ervaren we dit als eerste op een meer of in een bos, dan
wil ons onderbewustzijn dit weer en weer. We werden
hierdoor meestal watersporters, saunisten, wandelaars,
motorrijders enz..

Dit is vaak ook de reden waarom we, door ons
onderbewustzijn, voor bepaalde vakanties kiezen.

We willen steeds meer gezond,
En meer en meer buiten zijn.
Ons onderbewustzijn wil meer en herhaling want die
komt -/- luchtdeeltjes tekort.

Op een gegeven moment gaat zelfs kleding irriteren
en velen werden hierdoor al eeuwen nudisten en
naturisten.

We weten nu waarom.
15% van de -/-luchtdeeltjes nemen we op door ze in te
ademen en maar liefst 85% nemen we op via onze huid.

(In 1cm³ zitten ongeveer 100 miljoen hele luchtdeeltjes, zo klein zijn ze.)

Maar die is nou net meestal bedekt door kleding.
Dus wil ons onderbewustzijn, als die dit doorkrijgt, die kleding al eeuwen weg hebben.
Dan voel je je daardoor veel lekkerder in je vel zitten.

Nu dit bekend is zal het aantal nudisten/naturisten zeker ver3dubbelen.

Een leuk detail.

Ons onderbewustzijn leert van het eigen lichaam of door dit **zelf** nu mee te lezen, dat dit heel erg gezond is.
Uw onderbewustzijn is soms zeer slim.

Je onderbewustzijn was er altijd al naar op zoek. Had je drempelvrees vanwege dat naakt ? (zo had je jezelf of werd je opgevoed). Dan gaat je onderbewustzijn, nadat het uit eigen ervaring gemerkt of vermoed heeft dat dit zo gezond voor het eigen lichaam is, je drempelvrees verminderen. Na 3 weken gaat je onderbewustzijn je nu zelfs, naar een wellness resort sturen.

Daarom scoorde ons 10 stappenplan op
www.saunafanclub.nl ook zo enorm hoog.

Maar pas op op ! pushen werkt averechts. Het
verklappen is ook een vorm van pushen.

– Dat kan ook een bos of wellness omgeving zijn.
– Mensen die veel buiten zijn (ook naturisten zijn meer
  buiten en zijn dan ook veelal veel gezonder).
– Het strand, zon vakanties.
– Aan of op een meer (en worden dan vaak
  watersporters)
– Kampeerders, door het veel buiten zijn, in de bossen,
  bij stranden.
– Het kan ook een stad of streek zijn.
– In je tuin, op je balkon.

Zo kwam ik een paar jaar geleden, na vele weken regen
in Holland, op doorreis in Zuid-Frankrijk op een camping,
gelegen op een kleine heuvelrug. Ik zag in alle
windrichtingen vele kilometers beboste heuvels in een
nog stevige wind. Gigantische hoeveelheden negatieve
luchtdeeltjes in puur natuur. Met alleen het buiten zijn,
voelde je je lichaam de -/- luchtdeeltjes opzuigen.

Je hoefde niks, alleen het zijn was genoeg,
je onderbewustzijn komt tot rust,
het heeft je (weer) in een genezende omgeving
gekregen.

Ik had het al eerder gevoeld, op een bootje op een meer in een natuurgebied.

Later keek ik op de kaart, we vielen daar onder de wat lager gelegen gemeente Dieulefit, en ik schoot in de lach.
Men had dit Lourdesachtige genezende effect heel vroeger al bemerkt en niet kunnen verklaren en het dorp daarom maar naar god genoemd om niet wegens hekserij op de brandstapel terecht te komen. Dieu = god.

VELEN ZULLEN NOG TWIJFELEN AAN DEZE NIEUWE KENNIS VAN ONZE GENEZENDE BOUWSTENEN VAN ONS LICHAAM, DAAROM HIER WAT EXTRA RECENT BEWIJS.

Rond 1956 kreeg een kennis van ons te horen dat die TB (Tuberculose), een dodelijke ziekte had. Vroeger overleed je daar aan. Onze kennis werd verwezen naar een sanatorium in de bossen bij Zeist.

We zijn daar toen op bezoek geweest. 's Morgens gingen alle bedden naar buiten, bij regen en 's nachts naar binnen; maar de ramen en deuren bleven altijd open.

EN DE PATIËNTEN HERSTELDEN ! ! !

Ook onze kennis.

(Voor de hoge luchtvervuiling was de waarde waarschijnlijk vele 100.000den hoger.)

Het ging wel even duren, net als bij het wegvallen van ons immuun systeem, maar het werkte wel.

Men vermoedde destijds dat het waarschijnlijk met zuurstof te maken had, ze wisten het dus niet. Behalve dat het normaler wijze niet werkte, maar in het bos werkte het toen wel. Net als in sanatoria in de bergen in Zwitserland.

De elektronenmicroscoop met de antwoorden kwam pas vele jaren later.

Ons onderbewustzijn komt dan tot rust, het heeft
eindelijk zijn "vitamientjes" en nog in overvloed ook.
Hierdoor komt ook ons bewustzijn tot rust.

Dat tot rust komen,
Wordt ook veel gehoord bij watersporters en vissers,
die veel en lang buiten zijn aan of op het water.

*

In het voorjaar en in de zomer komen -/- luchtdeeltjes in
grotere aantallen in de lucht voor dan in de winter.

*

Waarom worden ze vitamines van de lucht genoemd ?

-/-luchtdeeltjes verhogen ook de toevoer van zuurstof
naar onze hersenen, waardoor onze vermoeidheid
afneemt, onze alertheid toeneemt en ook ons mentale
energie niveau en ons immuun systeem verbeterd.

*Die -/- luchtdeeltjes zijn dus ook
de groene energie voor ons lichaam en geest.*

Bio-wetenschappers hebben aangetoond dat negatieve
zuurstof ionen in onze ingeademde lucht heel belangrijk

zijn voor onze stofwisseling. Het lichaam verbrandt met behulp van zuurstof voedingsbestanddelen zoals vet, koolhydraten en eiwitten tot kooldioxide en water.

Zie hoofdstuk 7 hoe je hiermee, zonder honger, beter en veel makkelijker kan afvallen.

Doordat het inademen van geïoniseerde lucht de concentratie zuurstof in het bloed verhoogt, werken de afzonderlijke organen en de celstofwisseling beter.

Grote hoeveelheden negatieve ionen kunnen ons immuunsysteem versterken waardoor we o.a. minder snel griep krijgen.

Dus nooit met handdoeken zwaaien of gaan vendelzwaaien in een sauna, hiermee veeg je de laatste vitamientjes uit de lucht waar we het nu net allemaal voor deden.

Hoofdstuk 6
Ziekenhuis 21e eeuw

Hoe u uw eigen immuun systeem,
en eventueel van al uw personeel,

ook van ziekenhuispersoneel en patiënten,
simpel tegen vijandelijke bacteriën en
virussen enorm kan verbeteren.

Nu we de enorme kracht van ons immuun systeem verbeteren kennen en gezonder kunnen worden door het
douchen, mijn ontdekkingen© in het 38 jaar oude hightech onderzoek naar het effect van -/- luchtdeeltjes (zie
hoofdstuk 1en 5), zie ik dat dit pas het begin is en dat er
nog veel meer mogelijk is.

Door de gestegen <u>hoge</u> hoeveelheid fijnstof in onze
lucht, zullen we ons snel moeten aanpassen. Zeker nu
we weten hoe dit zo simpel mogelijk is. Gezond leven
zonder vliegtuigen, zonder diesels, zonder BBQ, zonder

steenkool, hout, houtskool, briketten, gas, oliestook, enz..

Vliegtuigen en diesels gaan als er geen mensen meer zijn, toch ook niet meer. Dus stilleggen tot we betere oplossingen hebben zoals elektrisch of op 100% schoon waterstof, anders zullen we er zo niet meer zijn.

Idee: als alle patiënten 2x per dag (dubbele dosis) 10 minuten douchen(4x), en/of 4 x 60 minuten gaan thee snuiven (48x), of erbij, neemt hun immuunsysteem- en weerstand enorm toe, veel gezonder, reageert men beter op medicijnen, geneest men sneller en beter; en is iedereen ook beter gewapend tegen de ziekenhuisbacterie en andere bacteriën en virussen.

U kunt dus beter ook van tevoren dagelijks douchen, voor u een bezoek brengt aan een ziekenhuis of een polikliniek. Zo kunt u de zwakkeren in het ziekenhuis minder gauw besmetten en ook zelf minder snel aangestoken worden.

Voor ziekenhuispersoneel is het dus preventief ook zeer belangrijk dagelijks 2x te douchen. Ook tegen de ziekenhuis en cruise schepen bacterie. Werklozen en ouderen

doordat velen uit bezuiniging stoppen met dagelijks douchen. Kortom belangrijk voor de gehele bevolking en
onze zorgpremie.

Niet alleen het douchen, maar ook het weten waarom, is
dus heel belangrijk om in een goede gezondheid te leven
en ouder te worden zonder te lijden van enge ziektes.

Beter langdurige patiënten en/of die niet kunnen douchen, dagelijks met thee snuiven hun immuunsysteem
verbeteren. Dit lijkt enorm beter, sneller en veel goedko-
per nu.

Dit alles zal een veel lagere ziektekosten premie kunnen
gaan opleveren, naar mijn schatting, de komende jaren
25% per jaar.

En ook op de kosten van ziekteverzuim van u en uw personeel, mocht u die hebben.

Alleen Nederland zal met dit boekje zo al miljarden kunnen besparen. Van de 10 ziekenhuizen zal er hooguit 1
overblijven.

Hoofdstuk 7
Obesitas, ons onderbewustzijn en makkelijker afvallen.

Ons onderbewustzijn regelt al eeuwen onze hartslag, adem, onze organen 24uur per dag (al zullen velen zeggen dat ik ook hier 100 jaar vooruit loop), voedsel ?
Bij zwangere dames zien we plotseling verlangen naar haringen en zure bommen als hun lichaam dit nodig heeft. Maar in onze huidige dagelijkse situatie met supermarkten met het hele jaar verse groentes laten we ons eerder leiden door wat er in de aanbieding is en door lekkere trek.
Wat supermarkten dan ook graag combineren.

Handig om te weten.

Bio-wetenschappers hebben aangetoond dat zuurstof deeltjes in onze ingeademde lucht heel belangrijk zijn voor onze spijsvertering. Het lichaam verbrandt met behulp van zuurstof voedingsbestanddelen zoals vet, koolhydraten en eiwitten tot kooldioxide en water.

En dat is wat we zo graag willen; dus naar buiten en wandelen, douchen en erna thee damp snuiven.

It's that simple !

Hoe gaan we voorkomen dat er wat kilo's aankomen ? Ook dat is simpel.

Er worden momenteel veel voedsel onderzoeken gedaan. Veel groente, vette vis, kip, vlees, geen aardappels, geen pasta, geen rijst, weinig koolhydraten(=suikers) en volle melkproducten, dus volle roomboter en ook volle slagroom zijn goed. Geen light producten, geen margarine, geen smeerkaas. Beter een plakje oude 48+ kaas. En alleen bakken met olijfolie. De combinatie van weinig koolhydraten en volle melk producten is verbluffend. Ik val nu al een jaar dagelijks af door deze andere voeding.

Even googelen, de ontwikkelingen staan niet stil.

Honger is de vraag van ons lichaam naar speekselrijk en vet voedsel. Bij al een kleine hoeveelheid zegt je maag stop, ik heb genoeg. We waren van oudsher vetverbanders, maar koolhydraten zijn suikers. En dan

komt het signaaltje niet, en blijven we honger houden
en dooreten. En steeds dikker worden.

Bij dat dikker worden hebben we ook meer bouwstenen
en insuline nodig.

Door beter te kauwen en vetter te eten heb je minder
honger. Van groente wordt je niet groen, van vet wordt
je niet vet. Zo kan je dus op een gezonde manier
afvallen. Zonder honger te lijden dus en zonder jo-jo
effect.

Leraren vonden vroeger al, dat je iedere hap 30x moest
kauwen. Het is even wennen, maar veel meer kauwen
werkt wel veel beter. Je krijgt je bord dan maar half op.
Dan zegt je maag al stop, ik heb genoeg.

De rest van wat er op je bord ligt, hoef je er dan alvast
niet meer af te trimmen. Ook handig voor diabetici.
Maar dat speeksel goed door je voedsel kauwen, zijn we
helaas verleerd.

Door het vervelende vele kauwen ben je ook meer
gemotiveerd om minder ongezonde tussendoortjes te

eten. Neem een plakje oude kaas en je honger naar suiker en snoep is uren weg.

Buitenlucht en bewegen. Liefst zo lang mogelijk.
Met buitenlopen zie je nu al heel snel resultaat en de meesten gaan nu hierdoor ook steeds een stukje langer lopen. Zo kom je steeds lekkerder in je vel en wordt je steeds vrolijker en gemotiveerder.

Wie wil er nu niet een leuker figuurtje hebben in bikini, in de sauna of als je naar het zalige 33°C graden wellness buitenbad gaat.

Liefst koolhydraatarm gevarieerd eten. Nooit meer frituren en heel veel water zonder suikers drinken, maar niet tijdens het eten dus. Beter geen alcohol, alcohol zijn ook suikers en dus pure energie.

Het is reuze eenvoudig, gewoon even wennen. Het is een kwestie van de juiste keuzes.

We eten vlees, kip en vis. Ook gerookte kip en vette vis zijn heel gezond en als we visfilets nu in de pan met wat olijf olie bakken, of in de oven of magnetron met wat viskruiden of citroensap, dan hebben we 5 sterren gerechten om je vingers bij af te likken.

We eten geen aardappels, geen rijst, geen pasta gerechten zoals macaroni, spaghetti, bami en zo meer. We gaan al lekkerder in ons vel zitten. Schepje meer groenten. In bonen en erwten zitten ook bijna geen koolhydraten maar wel de broodnodige goede vezels voor onze stoelgang.

En eet wat bataan, dit heet een zoete aardappel in de winkel, maar is er geen familie van onze aardappel. Bataan heeft ook geen koolhydraten.

Brood, cake en gebak hebben niet alleen veel koolhydraten maar ook fabrieksmatig (=door de oven) gehard vet. Hier kan onze maag niets meer mee en wordt ook als vet opgeslagen. Wat niet aan foute dingen eet of drinkt, hoef je er ook niet af te trimmen, dat scheelt al de helft.

Van ons noodzakelijke bewegen, val je af (1x), dus als je buiten gaat sporten of lang gaat wandelen, heb je ook meer genezende -/-luchtdeeltjes en meer gemotiveerd(2x) en een betere spijsvertering (3x) verbrandt meer.

Geen nieuwe koolhydraten (4x).

Met beter kauwen erbij, al 5x beter afvallen.

En met minder(6x) vrij van foute vetten(7x) gevarieerd(8x) eten helemaal een succes.

Voeg hierbij een beetje tijd (9x) en zie, wonderen geschieden.

En alleen als beloning, mag je een klein stukje zwarte chocola snoepen.

Met langer buiten bewegen en lang douchen, gaat alles steeds beter en makkelijker in je leven.

Je wordt steeds vrolijker.

Bij grote tekorten van ons nieuwe vitamientje, voelt uw onderbewustzijn aan uw lichaam dat er dingen fout gaan.

Ons nieuwe vitamientje is te klein, en duurt te lang voor die onderkend word.

Bij obesitas, lijkt het alsof dat onderbewustzijn denkt "vitamine C zit in voedsel, en ik kom duidelijk een vitamine heel erg tekort, dus die laat je dooreten"

Tezamen met ons huidige veel te weinig kauwen, alleen met goed speeksel voorgekauwd voedsel, heeft onze maag iets aan, de rest als vet opgeslagen. Wat wij vroeger al leerden en wat de meeste jongeren van nu niet meer lijken te leren.

Wij mochten nooit drinken tijdens het eten. Het is de bedoeling dat we speeksel door ons voedsel kauwen.

En met ons niet al te gezond fast food en vaak gefrituurd voedsel is de ramp compleet en gaat je onderbewustzijn je steeds meer aansporen door te eten om aan die vitamientjes te komen, maar dat zal zo niet lukken.

Je onderbewustzijn wordt steeds ongeduldiger want die voelt dat die tijd tekort komt, en raakt in paniek. Een bron van moedeloosheid, zelfmoord en van gewelddadigheid, en zijn nu ook te voorkonen. Onhandelbare kinderen ? Mensen ?

Als je onderbewustzijn ongeduldig of saggerijnig is, ben jij ongeduldig en saggerijnig.

Dan wordt je steeds wakker, wil je je bed niet uit enz.

De oplossing weten we al, betere voeding, bewegen zoals veel lopen, veel fietsen, veel douchen en heel lang heel veel thee snuiven.

Door de extra nieuwe vitamientjes gaat uw spijsvertering ook nog eens steeds beter werken.

Met als beloning, als uw lichaam weer 100% is wordt u met een glimlach vrolijk wakker, uw onderbewustzijn is zo blij dat die geen vitamine tekort meer heeft. En u wordt lachend wakker.

En zo kunt u met een groot gevoel van vrijheid, lachend, helder van geest en zonder enge ziektes 100 worden.

Nu we weten hoe het in elkaar zit zal het veel makkelijker gaan.

En bij sauna, niet gaan denken dat de oude geneeskundige bron in de hitte zit, en steeds heter gaan met hierbij grote kans op astma.

Onze eiwitten stollen bij 100°C en nemen dan geen zuurstof meer op.

Door de hoge hoeveelheid fijnstof en nano fijnstof is het tevens raadzaam met sauna voorlopig niet hoger te gaan dan 70°C.

Hoofdstuk 8
Het 2e probleem en de oplossing.

Ergens in de afgelopen 10.000 jaar zijn wij gaan praten.

De meningen over wanneer precies lopen uiteen, 3.000 of 7.000 jaar geleden ? Maar dat is voor ons verder van geen belang.

Zoals we eerder opmerkten : "Bij de ontwikkeling van de mens spreken we steeds in hoeveelheden van zeer grote hoeveelheden van jaren. De afgelopen 10.000 jaar is hierbij vergeleken, gisteren.

Op dat praten hebben we ons ook op nog niet goed op kunnen aanpassen en het gaat nu dus ook vaak goed fout. Er ontstaan bij onze huidig slordig taalgebruik kortsluitingen en hierdoor soms vervelende geestelijke ziektes.

Ook hebben we uit de oude tijd, voor we gingen spreken, een zeer snel taal onafhankelijk gedeelte in ons onderbewustzijn. Wat simpel gezegd heel snel reageert op hoeveel iets weegt, voelt temperaturen, voelt het oppervlak van dingen die we aanraken, aanpakken, ons evenwicht bijstuurt zodat we niet vallen bij het lopen, dansen, rennen en fietsen enz.

Als ons onderbewustzijn in taal eerst zou moeten communiceren met ons bewustzijn, zouden we al op straat liggen, voordat ons bewustzijn kans krijgt te reageren. Al begint die al aardig mee te lezen.

Ons bewustzijn: we denken nu in een taal, en hier ontstaan al snel problemen. We zijn niet netjes op onze taal. Woorden hebben vaak verschillende betekenissen in verschillende situaties. Ook in verschillende vakgebieden met vaak ook verschillende eigenschappen, zoals bij ons woord ionen.

En er komen vaak meerdere woorden in een zin, de betekenis van die woorden wordt pas een beetje duidelijk als we weten waarover het gaat. Maar een leraar of een spreker waarbij we in een gesprek getrokken werden, gaan door.

We zouden de zin opnieuw moeten bekijken, maar de leraar, spreker is inmiddels al 2 zinnen verder.

Bovendien krijgen we tegenwoordig enorme hoeveelheden juiste, onjuiste en misleidende informatie te verwerken.

Nu hebben we een soort kladblaadje/werkgeheugentje in ons hoofd waar we veel in kunnen oplossen. Maar ons kladblaadje kan vol raken door openstaande gezondheid probleempjes. Die gezondheid moesten vroeger eerst opgelost worden anders gingen we dood.

Met het gaan praten hebben we ons kladblaadje al behoorlijk opgerekt, zijn we veel inventiever geworden en hebben we in die tijd ook het wiel uitgevonden.

Maar met taal komen er steeds meer probleempjes bij; ook financiële probleempjes. Kinderen creëren ook zo hun problemen. Komen er nu nog emotionele problemen bij, dan lijkt het wel of niets meer lukt. Ons kladblaadje zit vol.

Hoe leger ons kladblaadje, des te meer ruimte, hoe slimmer we worden.

Jaloezie van anderen en van onszelf is de grootste problemenmaker, en helemaal bij wellness. Hier verzint men al snel de grootste onzin.

Zal wel met seks te maken hebben, zeggen ze dan. Discussie is zinloos, win je nooit. Geef ze gewoon dit boek voor hun verjaardag met een leuke goudkleurige strik erom. Dat worden dan vrienden voor het leven.

De oplossing !

Onze ogen gebruiken 66% van onze hersenen + wat we zien 10% = samen ongeveer 75%.

We kunnen die immense POWER gebruiken om ons eigen kladblaadje op te schonen. We deden dit in wezen al in de oude Maya sauna, toen hadden we nog geen licht en zaten we ook in het donker. Tegenwoordig je ogen dicht doen en niet in slaap vallen.

De mensen uit India waren later heel slim, ze zagen dat ons bewustzijn er vaak met die 75% er vandoor ging en ging feestvieren. We werden super creatief, inventief enz.

(Als ons kladblaadje straks schoon is, is dit super leuk ☺ om dit expres te doen, en zo kan je een Rembrand, een Van Gogh of een Einstein worden.)

Ze hadden in India hiervoor een oplossing gevonden. Als we bewust aan één woord denken, zetten we zo ons bewustzijn min of meer vast. Dit is inmiddels beter bekend als het mediteren.
En kan ons super snelle onderbewustzijn zo met die 75% aan het oplossen van één probleem in ons kladblaadje per keer werken. Hiervoor moeten we ons wel eerst ook helemaal ontspannen, dat neemt 30 minuten per keer.

Dus niet de thermostaat van de stoomcabine hoger zetten dan 40 graden Celsius, dan zitten we veel te gespannen en komen we niet relaxed aan onze 30 minuten. Helaas staat tegenwoordig de thermostaat bij velen te hoog. Stoer doen is dom doen en levert altijd ongelukken op en zonde van de eeuwen oude genezende werking die nu verloren gaat.

Heb je meer problemen, dan meer sessies. Meer sessies is geen probleem. Sessies zijn niet schadelijk, sessies zijn zelfs zeer gezond.

Ons onderbewustzijn kan zo ook ander achterstallig onderhoud doen aan ons lichaam en aan onze geest.

*

Het kost niets, we worden geestelijk en lichamelijk steeds gezonder, rustiger en positiever.

Dit ervaren we de dag erna, als we ons super ontspannen, gezonder en zeer relaxed voelen, het wellbeing effect.

*

Ook bij een drukke dag vol problemen en bij een tegenslag staan we al gauw een paar minuten met onze ogen dicht onder de warme douche om even bij te komen.

*

Ook sinds het dagelijks douchen werden we steeds heel veel slimmer toch ?

In steeds hoger tempo steeds slimmere producten.
Of was het u nog niet opgevallen.

In enkele tientallen jaren na we begonnen met het
douchen, o.a. super snelle pc's met google en met giga
geheugens.

Route planners die weten waar ze zich bevinden.

Draadloze smart telefoons, met internet en vele snufjes.

Auto's die zich 's nacht updaten en de volgende dag
nieuwe kunstjes kunnen.

Het lijkt wel of we kunnen toveren.

Hoofdstuk 9
De gouden combinatie.

Als we hoofdstuk 5 + 8 tegelijk doen, gaan die genezende krachten elkaar steeds meer versterken.

Daarom zijn die 30 minuten zo belangrijk. Zo veel meer -/-luchtdeeltjes en tot rust komen kosten beiden veel tijd. En voordat ons onderbewustzijn aan ons kladblaadje kan werken, kost ook veel tijd.

En zo zien we ook dat warmte, altijd lekker, zeker om 30 minuten in te zitten, maar hoger dan 35-40°C hier verder geen invloed op heeft en alleen onze broodnodige genezende tijd snel verminderd en dat we dan te gespannen zitten en veel minder tot rust komen. Als we in een -/-luchtdeeltjes rijke omgeving zijn en we gaan die dag ons onderbewustzijn zijn werk laten doen, dan gebeurt er iets gigantisch.
De extra "ionen" maken ons lichamelijk gezonder en onze geest gaat hierdoor ook steeds beter werken.

Daardoor wordt ons lichaam nog meer gezonder en gaat onze geest nog beter werken, enz., enz., enz.
Daarom heette dit boek oorspronkelijk geen welllness3 maar wellness^3. 3 x 3 x 3 = 27x

Omdat amazon.com onze titel Wellness^3 internationaal niet kon verwerken, heeft dit boek nu ook de titel "Uw immuun systeem schreeuwt SOS"

En zo ontstond er een hele grote genezende kracht^3 die in de tijd van Karel de Grote, 800 na Chr., de uitspraak in het leven riep : " als de (30^{0}C) sauna niet helpt, dan help er niets meer ". En omdat 30^{0}C niet zo heet was hielp een takken bosje om het veel warmer te laten voelen.

De blaadjes drukten ons beschermend luchtlaagje even kort opzij waardoor het warmer aanvoelde..
En zo haalde de oude Maya sauna voor het eerst de geschiedenis boeken.

Omdat er veel over mediteren geschreven is en heel weinig over het vrij nieuwe fenomeen -/-luchtdeeltjes, is hier in dit boek een extra hoofdstuk 5 gewijd over de gebroken -/-luchtdeeltjes.

Ga altijd naar uw huisarts als u iets mankeert. Denk niet ik genees mezelf wel. Met de fijnstof in onze huidige lucht komt u tegenwoordig tijd tekort. Medicijnen werken beter in een gezonder lichaam en met meer –/- luchtdeeltjes (door thee snuiven) en medicijnen zal uw lichaam of geest beter en sneller genezen.

Hoofdstuk 10
Het 4e genezende ingrediënt.

Wat we al eeuwen thuis deden.

Een genezende geur met een doel.

Toen u jong was, bent u waarschijnlijk al eens zo
verkouden geweest dat uw beide neusgaten dicht zaten.

(Groot)moeder zette dan een ketel water op het vuur,
de afwasbak kwam op tafel. Je moest erboven, met een
handdoek over je hoofd, je deed vanzelf je ogen al dicht
en men goot wat eucalyptus extract in het hete water.

En (groot)moeder ging intussen eigen gemaakte
kippensoep maken. Volgens alle grootmoeders vroeger,
in vele landen, genezend voor bijna iedere ziekte.

En ze hadden gelijk, ziet u al hoe dat kwam ?

Tegen de tijd dat het water bijna afgekoeld was,

wilde je eronder vandaan maar moeder zei : "is je neus al open?" Nee, nog even dan.

Op het moment dat je het spuugzat was, plopte na 30 minuten meestal het ene neusgat na het andere open die liepen dan leeg in de afwasbak.

Daar wilde je niet boven zitten en mocht je helemaal rozig stoppen.

We zagen ook hier : warmte van dampende vochtige lucht, onze -/-luchtdeeltjes, het gesloten ogen effect, samen weer de gouden combinatie.

En als extra het alom geroemde genezende eucalyptus.

En als nr. 1 ?

Het allerbelangrijkste ingrediënt bij alle vormen van wellness/sauna/spa's is wederom,

de eeuwen oude factor tijd !

Minimaal weer die 30 minuten !

Dit oude gebeuren op de keukentafel is dus in wezen exact hetzelfde als in de oude Maya sauna.

*

Ook bij kamille en andere theesoorten zit men vaak even met de ogen dicht van de geur van de warme waterdamp te genieten.

*

Van oudsher wordt in vele landen ook berken sap als zeer gezond gezien, in Rusland wordt het in het voorjaar van de bomen afgetapt en veel verkocht.

Op saunafanclub.nl staan er bij sauna story's een aantal interessante filmpjes.

Waaronder één, waarin iemand een oud stadsarchief in Letland onderzoekt en een brief van de bisschop aan de paus vond. De bisschop vermelde hierin de opmerkelijke genezende krachten van de oude 30-35°C pirts sauna aldaar. Toen moesten ze van de paus allemaal dicht.

Pirts stāsti | Sauna stories - Latvia History part 1

https://youtu.be/NhOZ0XW8j7k

De kerk duldde geen concurrentie, ook de genezende "heksen" moesten eraan geloven, die werden heel gemeen levend verbrand.

"Heksen" leefden in het bos, meestal omdat ze een wrat op hun neus hadden, want stedelingen vreesden besmetting en die dan ook te krijgen.
We weten nu hoe gezond dat bos was, door de hoge concentraties van -/- luchtdeeltjes.

De "heksen" hadden daarentegen van hun voorouders vele kruiden voor vele kwaaltjes. Het leek wel of ze konden toveren.

Met de alom bekende onzinnige heksenjachten is veel kruidenkennis, van onschatbare waarde helaas verloren gegaan.

Bij gebruik van een geur in de oude sauna, altijd in een geur verdamper.

Let op: bij löyly's ook thuis nooit gemakshalve geurende olie in het chloorvrije löyly opgietwater doen. Het water verdampt, de olie niet.

Beter met gedistilleerd water.

De door onvolledige verbranding op de stenen achtergebleven verdroogde olie restanten, gloeiende 200-400°C hete roet deeltjes, onderuit de stenenbak van de sauna kachel, zijn nou niet de aerosolen die je longblaasjes willen krijgen en gaan hierdoor kapot.

*

Ook voor bij het douchen hebben we tegenwoordig shampoos in een overdaad aan heerlijke geurtjes.

*

Al eens een heet ligbad genomen, met wat vers geschaafde berkenhouten krullen ?

Bij dagelijks douchen beter niet dagelijks shampoo of zeep gebruiken,
onze huid is nog vrij schoon en teveel zeep tast de natuurlijke balans van onze huid aan.

Hoofdstuk 11
Saunagang - saunahouding
ook thuis kuur houding
en after saunahouding.

Om genezend te kunnen gaan relaxen moet je ook een houding aannemen die dat mogelijk maakt.

De genezende saunagang+houding© van de sauna fanclub .nl versie 2015-02

Sprenkel wat echt schoon water op de stenen zonder te wapperen in een niet te hete, max. 35-40°C, 30 minuten, matig verlichte, echt stille sauna, zonder enige afleiding.

Of neem een niet te heet stoombad max. 40°C, 30 minuten met liefst wat eucalyptus of wat berkenblaadjes in een open ketel met als verwarming een wasmachine verwarmingselement op een waterdichte kamer thermostaat ?

Ga rechtop zitten. In de oude roetzwarte natte sauna zat men duizenden jaren zo goed als in het donker, dus nu ook matig met licht.

Wellicht wat indirect ledlicht dat je de vloer ziet en niet onderuit gaat. Nooit geen trappetjes bij wellness, we zijn al afgeleid.

Sluit ook nu je ogen, dit vermindert de werkdruk van je hersenen met 75%.

Absoluut niet praten !

Je geest begint langzaam tot rust te komen, dit heeft veel tijd nodig.

Absoluut niet in slaap vallen. Mocht je onverhoopt toch in slaap vallen, ga dan eerst een uurtje slapen en probeer het dan nog eens, succes.

Denk nergens aan, volstrekte rust, Concentreer je alleen op de aangename warmte, de zandloper en controleer regelmatig of je houding goed blijft.

Zet je hoofd recht op je schouders, je nekspieren zijn
gemaakt om je hoofd van links naar rechts te bewegen,
niet om je hoofd de hele tijd op te tillen.
Schouders naar achter en borst vooruit, je ruggengraat
draagt nu je gewicht, en ook die rugspieren kunnen zich
nu ontspannen.

Trek je kin 2x in
en laat je schouders zakken.

Je gaat het begrip tijd een beetje verliezen, ook daarom
hangen er zandlopertjes.

Overschrijdt de bovenin staande temperatuur niet, dan
kom je tijd tekort !

Doordat je geest zich wat ontspant, beginnen nu ook je
niet belaste spieren tot rust te komen.
Doordat je spieren zich net wat ontspanden, wordt je
geest nog iets rustiger en omgekeerd, enz. enz.

Rond deze tijd merk je, of je partner, dat beeldscherm
gebruikers, computergebruikers, u ?
Uw voorhoofd vaak nog een decimeter verder naar
achteren hoort.

Ook nu je kin weer 2x intrekken. Als dit nu onnatuurlijk aanvoelt, is dit meestal een teken dat je houding al veel langer niet goed was.

Laat je ongemerkt weer opgekropen schouders weer zakken en let op dat je niet in slaap valt ! Veiliger met z'n tweeën dan alleen.
Is die kin nog naar binnen ?

Als eerder dan de zandloper aangeeft, het aangename warmte gevoel overgaat in een onaangenaam gevoel, is dit een signaal van je lichaam dat het tijd wordt de sauna ruimte te verlaten en een luchtbad en dompelbad of douche te gaan nemen. Sta rustig op, tel tot 3 en verlaat rustig de sauna ruimte.

Een stijve, pijnlijke nek en rug kan komen door te weinig bouwstenen of door een te oud matras, of een verkeerde houding bij het zitten en lopen. Dit kan u voorkomen met onze after sauna houding, lijkt op onze saunahouding, maar dan staand met onze handen op onze rug. Borst vooruit, schouders naar achteren, hoofd recht op je romp, nek 2x intrekken. Net zoals je 100 jaar geleden in het leger op wacht moest staan, of zoals de politie toen langdurig moest patrouilleren.

Disclaimer: raadpleeg bij nek en rugklachten beter altijd vooraf uw huisarts en uw fysiotherapeut.

Ervaar je de volgende morgen, de gezondere innerlijke rust, dan is je kladblaadje een stukje schoner en je geest iets leniger en elastischer geworden.

Oude problemen, waar je gister echt niet uit kwam, los je nu veelal zo op.

Heeft u er baat bij, wordt lid/donateur van de sauna fanclub en help zo mee meer onderzoek te kunnen doen.

HAVE FUN^2

Hoofdstuk 12
De moderne Finse sauna en massage.

Als je de foto's ziet van de eeuwen oude roetzwarte savu-sauna's in Finland, geven die je een idee hoe het er vroeger, voor de gietijzeren kachel en schoorsteen, aan toe ging.

De oude savu-sauna was ook in Finland een oude Maya sauna van 30-35°C met de genezende krachten. Hier komen de verhalen over de genezende sauna vandaan.

Boven de loofbomen grens zitten er weinig -/- luchtdeeltjes in de lucht. En warmte is in koude streken lekker. Dus werd het dubbel lekker.

*

Wij mensen zijn warmbloedig en hebben duizenden jaren gezocht hoe we van de warmte van het vuur konden genieten zonder een koude rug en zonder last te hebben van die vervelende giftige rook.

Sinds de komst van de gietijzeren kacheltjes en ijzeren rookafvoerpijpen leefden we ons dan ook volledig uit. De geboorte van de Finse droge sauna.

Ook is het veel te leuk als je koud van buiten komt en dan met je kleren aan, je koude kont even heerlijk op de kachel op te warmen.

In de nieuwe sauna was het ook leuk, je hoefde niet meer 5 uur van te voren de stenen te gaan verhitten; na een half uurtje was het al aardig warm in de sauna. En schoon, geen roet meer op de sauna banken. Geen giftige rookrestanten. Er kwam een heerlijke geur van de nieuwe berken houten vlonders. En er was een lichtje.

De mens is lui en we deden steeds minder water op de stenen, want dat werd ook snel veel te heet. En het moest steeds heter en met ijsbaden om af te koelen.

Leuke video – Viking sauna tour
https://youtu.be/vQgbkCd4EYU

En zo kunnen we steeds korter in de sauna blijven en komen we nooit meer aan de voor genezing noodzakelijke 30 minuten.

We vinden het heerlijk. Volgens de oude SM theorie zitten de grote geneugten net voordat het echt pijn doet.

Dat werkt ook bij de 70-80°C sauna verslavend. We zijn er gek op. De Finse sauna werd hierdoor wereldberoemd. Mede daarom zal de Finse sauna nog wel even blijven.

Maar helaas, zoals u ongetwijfeld al zag, is dit ten koste gegaan van onze 2 sterke genezende krachten van de definitie van wellness; en dus valt de Finse sauna in zijn huidige moderne vorm, hoe lekker ook, eigenlijk niet meer onder wellness.

Het is zo leuk in deze eeuw geboren te zijn, we hebben tegenwoordig bijna allemaal een droog warm huis, warm en koud stromend schoon water, inpandig toilet, riolering, elektra, magnetron, oven, wasmachines, supermarkt, hele jaar vers fruit, diepvries, TV, auto, tomtom, computers, internet, google, warme douches, smartphones en het leukste : nu ook dit boek !

Maar hierdoor zijn we helaas wel steeds meer binnen dan buiten.

Ook massage.

Om gemasseerd te worden, moet je je net als bij sauna wel ontspannen (de basis van onze sauna houding) .

Ook bij masseren is er niet echt sprake van onze sterke genezende krachten.

Door het masseren wordt ook het vocht in ons lymfe systeem bewogen, als het ware ververst zegt men, wat je achteraf een heel aangenaam en een opgeknapt gevoel geeft.

Een wellbeing achtig gevoel ?

Toen we vroeger gingen hooien, dorsen, vlegelen enz., waren we lichamelijk goed in beweging en zeer gezond (zie ook de volgende hoofdstukken). Wellicht dat ons

onderbewustzijn destijds aan dit zweten dit aangename
gevoel van doorbloeding gekoppeld heeft.

Maar we lagen op de massage tafel in alle rust, we
waren bepaald niet zwaar in beweging of aan het werk.

Dus is dit gevoel van doorbloeding, hoe lekker we dit
ook vinden, wetenschappelijk gezien wel een nepper.
Weliswaar een heel lekkere nepper, maar toch een
nepper.

Kijken we nu naar het zweten in de moderne Finse
sauna, hier zweten we nogal wat af.
Ons lymfe systeem wordt aardig ververst, maar hebben
onze spieren hard gewerkt ? Nee dus. De hitte van ons
lichaam kwam niet van het harde werken maar van de
gietijzeren sauna kachel.

Ook hier is dit gevoel van doorbloeding, hoe lekker we
dit ook vinden, wetenschappelijk weer een nepper en
valt ook dit, wetenschappelijk gezien niet onder
wellness.

Nu zullen velen het gevoelsmatig hier niet mee eens zijn,
toch moeten we streng zijn, anders passen we niet meer

onder de titel van dit boek. We willen met dit boek de dingen duidelijker maken en niet vager door onjuistheden.

Zweten is gezond, het voert samen met de huid afvalstoffen af. (zie ook Hoofdstuk infrarood)
Het zweten dient ook om je lichaamstemperatuur te kunnen regelen.

Wel is het zo, dat je na de sauna, <u>veel</u> onder de douche gaat (met veel -/-luchtdeeltjes) en hierna vaak een bubbelbad met veel -/- luchtdeeltjes en/of het zo gezonde 33°C buitenbad ook vol met -/-, luchtdeeltjes en wie weet wel in een bos met veel -/- luchtdeeltjes, hierna vaak weer nog een paar keer sauna met weer erna douchen met veel -/- luchtdeeltjes,

waar dus tegenwoordig een overgroot deel van het wellness gevoel na een dagje sauna vandaan komt.

En als je straks in de oude vochtige 30-35°C Maya sauna zit, dan wordt dat door de 30 minuten en door de hete vochtige lucht ook best heet, en is het gevoel van de genezende krachten met douchen en baden, nu <u>meer</u> en nu helemaal echt.

Hoofdstuk 13
De löyly.

Hiermee wordt het sprenkelen op de hete stenen bedoeld.

Dit levert in de oude sauna de zeer aangename 30-35°C temperatuur golf en creëert de -/-luchtdeeltjes die omdat het toen niet zo heet was, ook niet zo snel verdwenen, hoofdstuk 5 & 8, een sterke genezende kracht.

Het verspreidt vochtige aangename warmte en heeft hiermee de bijnaam "genieting" gekregen.

Deze vochtige luchtstroom stijgt op en daalt over de bezoekers neer en neutraliseert veelal op de vloer.

*

Als je 2000 jaar geleden, te driftig 45°C sprenkelde en na 10 minuten de warmte na 5 uur stenen verhitten op was, kon je een schop krijgen.

Maar als je na een half uur spaarzaam water sprenkelen,
nog steeds vochtige 35°C warmte uit de stenen wist te
krijgen,
dan kon je het compliment verdienen dat je de sauna
"meester" was
("oud Nederlands" dat je de sauna de baas was).

*

Bij hogere temperaturen heeft sprenkelen geen zin, we
zien dat boven de 40°C de genezende –/-ionen te snel
verdwijnen.

Velen proberen de oude genezende sauna terug te
krijgen omdat het onderbewustzijn van vele saunisten
denkt dat de ontbrekende bouwstenen in de hitte zit en
lopen de temperatuur in de sauna steeds meer op te
voeren, maar hiervoor zal men toch echt terug moeten
naar de oude 30-35°C.

Voordelen van een sauna met temperaturen boven oude
30-35°C sauna hebben wij helaas nog steeds niet kunnen
vinden.

Ja helaas, we zijn zelf ook gek op de 70-80°C sauna maar we moeten wel reëel blijven en beseffen dat het wel lekker maar niet gezond of genezend meer is.

Dus ook opgietingen met hele emmers tegelijk bij steeds hogere 90°C temperaturen, heeft niets meer met de oude genezende löyly te maken en nemen steeds hoogst gevaarlijkere vormen aan.

Met name door het huidige zeer hoge hoeveelheid fijnstof in combinatie met hogere temperaturen.

Op de sauna thermometers in Europa zie ik bij nieuwe sauna's dit jaar de rode dikke streep nu vanaf 70°C. Waarschijnlijk vanwege de grote hoeveelheid fijnstof.

Eénmaal kapotte longblaasjes worden net als door hard geluid kapotte gehoorhaartjes niet meer vernieuwd.

En loop je dus de kans hierdoor al vroeg astmatisch te worden.

Ikzelf heb hiermee mijn geur/smaak sensor in mijn neus verloren, en proef dus nu nooit geen koffie meer. Echt balen.

Waarschuwing: ook uw eiwitten stollen bij 100°C, net als bij een gekookt eitje.

Bij de moderne 90°C sauna, waar men hele emmers op de hete 200-400°C hete stenen gooit, loopt men ook het risico dat als men te dicht bij zit, echte stoom (zie uitleg stoom hoofdstuk 14 Hamam) of te hete lucht in het gezicht krijgt astma kan veroorzaken. Of bij teveel je longen permanent uitschakelt, de reden waarom de brandweer tegenwoordig al met luchtflessen en nevelspuiten een brandend pand in gaat.

Langzaam begint nu bij het publiek de wens zichtbaar te worden, niet de nog hetere sauna's en stoomcabines te willen; men wil steeds meer rustig van de diverse wellness baden genieten vanwege zijn sterke genezende krachten.

Zoals reeds eerder gezegd, ook nooit in moderne sauna's gemakshalve geurende olie in het chloorvrije löyly opgietwater doen. Het water verdampt, de olie niet.

Beter gedistilleerd water gebruiken.

De door onvolledige verbranding op de stenen achtergebleven, verdroogde olie restanten, gloeiende 200-400°C hete roet deeltjes,
onderuit de stenenbak van de sauna kachel, zijn nou niet de aerosolen, die je longblaasjes willen krijgen.

Bij gebruik van een geur in de sauna altijd in een geurverdamper, dan gaat het goed.

Hoofdstuk 14
De vitha, whisk of wenik.

Het gebruik van o.a. een bosje berkentakjes.

Zachtjes wordt hiermee op de huid getikt, waardoor ons beschermend luchtlaagje even doorbroken wordt, waardoor de 30-35°C sauna even veel warmer aanvoelt en de zweetklieren extra reageren.

De poriën van de berkenblaadjes gaan door de warmte en het getik open en verspreiden een heerlijke genezende berken geur tussen de vroeger veelal zeer zweterige ruikende baders.

*

How to make a sauna vihta !

https://youtu.be/KtL0zL4YHVE

*

Later ook met andere planten en combinaties van planten en boomtakjes met bladeren.

Een leuk filmpje waar je allemaal een boeket van verse vitha's van kan maken :

Pirts stāsti | Sauna stories - Latvia Today part 1

momenteel op YouTube, of anders even googelen.

https://youtu.be/XkWUPUnakqo

*

Hoofdstuk 15
Stoomcabines - Hamam.

De Romeinen bouwden hun thermen op waterbronnen en zijn tevens de uitvinders van vloerverwarming, door de rook en hitte van een vuur onder de stenen vloer te laten lopen naar een schoorsteen aan de andere kant van de kamer.

*

Bij de eerste stoomruimtes van de Romeinen stond er een grote ketel, met wat eucalyptus blaadjes in het water, in de stoomruimte over een gat in de vloer, en eronder werd een vuurtje gestookt.

Dit maakte je gezonder en werkt genezend !

Maar omdat er door de kieren toch steeds die nare vervelende giftige rook meekwam, werd de stoom later gemaakt buiten de stoomruimte, waarbij de -/- luchtdeeltjes door de randen van de stoomkanalen, dierenhuiden of rubberen en ijzeren slangen geforceerd door turbulentie verdwenen. Zo verdwijnen nog steeds de meeste gezonde en de sterke genezende krachten in de stoomcabine.

De stoom, de warme waterdamp, kan dus beter weer in de ruimte zelf gemaakt worden en daar hebben we geen 100°C voor nodig !
Echte stoom is gevaarlijk want die is onzichtbaar omdat die boven de 100°C is. Deze stoom van vele honderden °C zat vroeger onder hoge druk opgesloten in de stoom locomotief.

Als we water in een fluitketel koken komt de temperatuur niet boven de 100°C, omdat deze niet opgesloten is zien we dan de fijne waterdruppels in de lucht als een witte condens nevel en noemden we die vroeger ten onrechte stoom.

*

Het hoogste genezend rendement
krijgen we bij 30 minuten
met een open,
rondom goed geïsoleerde ketel (zonder deksel)
(dus alleen door warme damp verwarmde ruimte)
met een wasmachine verwarmings element.

Liefst met kalkvrij gedistilleerd water. Gekoppeld aan een vocht bestendige kamer thermostaat voor de ruimte die op max. 40°C staat.

Omdat de temperatuur overal in de ruimte ongeveer hetzelfde is, en niet te hoog is, is er weinig beweging in de lucht en blijven de -/-luchtdeeltjes langer bestaan. Doordat ook het fijnstof in de lucht nat wordt en nu neervalt, stijgt het aantal -/-luchtdeeltjes. Hetzelfde geld voor de oude 35°C löyly en voor de douche.

Dit in tegenstelling tot een 80°C sauna waar de meeste luchtdeeltjes door de grote hitte en door beweging van de lucht langs de muren snel verdwijnen.

Wel oppassen en een meter afstand houden voor mogelijk kokend hete spetters tijdens het opwarmen van de ruimte.

Grote hoeveelheden opgehoopte +/+ luchtdeeltjes voorkomen de aanmaak van de gezonde -/- luchtdeeltjes.

Door de vloer in stoomcabines en douches goed te aarden kunnen die +/+ deeltjes makkelijk weg vloeien.

2018 jaar geleden werd in het door de Romeinen
bezette Turkije in Istanboel een grote hamam gebouwd;
momenteel wordt die gerestaureerd.

*

Een hamam is een Turks badhuis met 30-35°C ruimtes,
oorspronkelijk zonder stoom,
waar op warme marmeren tafels gemasseerd wordt.

Waarschuwing.
In het buitenland wordt vrij hardhandig gemasseerd
Omdat men anders dacht dat de masseur zijn best niet
deed.
Maar deze masseurs werken voor de fooi, dus masseren
er behoorlijk hardhandig op los.

En hamam masseurs maken simpel met zeep en een
sloop een schuimdeken tegen de lucht van baders
die vroeger vaak heel lang niet gebaad hadden.

Later met aparte ruimtes met stoom,
het inmiddels wereldwijd beroemde "Turks" bad.

*

Een stoombad lijkt wat op de eeuwen oude sauna, omdat mensen zich er aan de warme vochtige temperatuur koesteren. De gezondste manier om een stoombad te nemen is bij een temperatuur van 40°C gedurende 30 minuten met liefst wat eucalyptus blaadjes.

Let op : de tijd en stilte zijn hierbij de belangrijke bronnen en de ontdekking dat het verdampen van water de zo gezonde -/-negatieve luchtdeeltjes produceert.

Er is een zeer stemmingsvol filmpje over een legio aan voordelen van een stoombad, alleen moet de vermelde temperatuur natuurlijk 40°C graden zijn en natuurlijk niet de vermelde bravour temperatuur van 45-55°C

DAMPFBAD 2011*****DAMPFSAUNA - DAMPFKAMMER ~ WOHLFÜHLFREUDEN FÜR HAUT UND ATEMWEGEN
https://youtu.be/C_42NFYeKa

Tip bij een saunagang beter altijd beginnen met een stoombad.

Niet vergeten : uw zitplaats eerst schoonspuiten.

Een stoombad.

Ideaal voor de reiniging van huid en ademwegen.

Werkt reinigend en stimulerend.

Werkt bevrijdend.

Waterdamp diep inhaleren.

Je longen worden extra bevochtigt.

De waterdamp maakt oude slijm los.

Helpt bij verkoudheden, hoesten, heesheid, hooikoorts, bronchitis en chronische ontstekingen van neus, keel, kaak en neusholten.

Met geuren kan de werking nog beter worden.

Iedere cm^2 heeft 100 poriën.

Ook genezend bij aandoeningen van adem wegen en reumatische klachten zorgt een damp bad voor verbetering.

Zodat je je behalve schoon ook gezond voelt.

De vochtige warmte verhoogt de elasticiteit van uw bindweefsel en spieren.

Het warme damp bad heeft een pijn verlagende en ontkrampende werking op verkrampte spieren.

Ook licht reumatische klachten worden verminderd, gewrichts en spier mobiliteit verhoogd.

De hoge vochtigheid zorgt voor een zeer aangenaam klimaat.

De ademwegen gereinigd en de bloedsomloop gestimuleerd.

Onze huid wordt soepel en zacht.

Ons organisme wordt gehard en dit is ideaal voor bloedsomloop en conditie.

Je wordt minder gevoelig voor vochtig weer.

Warme waterdamp ontspant en masseert lichaam en geest.

U voelt hoe het vochtige warme klimaat uw psyche ontspant en opgekropte agressies verdwijnen.

U voelt zich in de dampende warmte veilig en verwent.

Warme waterdamp is gezond en maakt u mooi.

Pas op !

De meeste stoomcabines staan de laatste tijd, net als sauna's, vaak veel te heet waardoor je er amper in kan en tekort in kunt blijven zonder van de bedoelde gezonde en aangename effecten te genieten.

Veelal door commentaar van een enkele gast
die zonder kennis van zaken,
voor wie het nooit heet genoeg is,
waardoor duizenden helaas nooit meer terug naar uw
camping, hotel, hamam of wellness resort gaan.

Terwijl dat, als men aangenaam aan de 30 minuten kan komen, ervoor zorgt dat gasten steeds enthousiaster terug blijven komen en ook anderen gaan tippen bij u te komen genieten.

*

Wijs beheerders op dit boek s.v.p.

Hoofdstuk 16
Bronwaterbaden en geisers.

Spa, een dorpje in België, mede beroemd geworden door zijn bronwater en Spa baden (warme bubbelbaden) - zie ook hoofdstuk 17 Bubbelbaden.

Spa bronwater is in flesjes verkrijgbaar, ook met koolzuur. En tegenwoordig zelfs in veel smaakjes.

In Spa bevindt zich een warm gestookt (-/-luchtdeeltjes -1) buitenbad, ook met bubbels (vaak een Spa genoemd)(-/-luchtdeeltjes -2), met verdamping door de zon (-/-luchtdeeltjes -3), dat ook nog eens in een bosrijke (-/-luchtdeeltjes -4) omgeving ligt. De huidige spa daar ligt ook hoger, d.w.z. ver boven de ionen killende bestrating (-/-luchtdeeltjes -5). Zoals ook bij een camping 10km van Dieulefit. Bij Lourdes ligt in het zuidwesten een veel lager gelegen dal.

Dit bad in Spa, en de Spa baden (de bubbelbaden) kregen vanwege de 5 voudige -/-luchtdeeltjes makende omstandigheden een extra hoge hoeveelheid ionen en hierdoor een enorm grote genezende reputatie.

En de ontstane naam : "het heilzame water" zegt genoeg. Maar zou dus eigenlijk "heilzame lucht moeten zijn".

Opmerking: we hebben in west Europa 9 van de 10 dagen zuidwesten wind. Als ik bij Spa op de kaart kijk, zie ik in zuidwestelijke richting een steeds breder wordende beboste strook tot aan de Franse grens aan toe. Met verscheidene sanatoria; zo ook bij Dieulefit en Lourdes. Deze laatste 2 plaatsen liggen ook hoger.

Bij Lourdes was er ook een grot waar een jong meisje dacht Maria gezien te hebben, maar in dat soort grotten zitten veelal het zwaardere CO_2 gas wat waarschijnlijk dit soort visioenen veroorzaakt heeft.

Tevens was er daar vroeger een extra grote -/-luchtdeeltjes maker. Er kwamen volgens Wikipedia 7-8 ondergrondse rivieren samen, watervallen ! De kerk heeft in het begin er al een aantal omgeleid en later voor de ingang van de grot een altaar gebouwd en wordt er nu genezend ? water verkocht.

*

U zal ter plekke zelf moeten bekijken aan welke -/-
luchtdeeltjes makende voorwaarden de desbetreffende
situaties wel voldoen. U weet nu hoe het werkt.

*

Warme baden zijn ook heel goed om onze spieren en
(sport)blessures te genezen.
Door de warmte gaat ons bloed beter stromen en het
water draagt ons gewicht; en niet onze spieren en
gewrichten. Als we dit in bosrijke omgevingen kunnen
doen in 33°C water, maakt het ons niet meer uit of het
regent, zelfs natte sneeuw maakt het extra leuk.

*

In Europa zijn vele bronwaterbaden, met name in
Hongarije.

Of ze sterke genezende krachten hebben, zal je zelf per
bronwaterbad moeten bekijken; je hebt inmiddels de
informatie hoe dit werkt.

Allemaal met verschillende mineralen en/of oliën, ieder bronwaterbad claimt daardoor goed voor verschillende klachten te zijn.

Velen bronwaterbaden zijn al honderden jaren zeer gewild bij de lokale bevolking. Zo hebben we jaren geleden in Hévíz, vlakbij het Balatonmeer in Hongarije, mogen genieten van dit al eeuwen oude warme dorps fenomeen aldaar. Een aanrader.

Als je van de zomer nog geen plannen hebt, is er nog een heel leuk oud beroemd bronwaterbad.

In het dorpje Cserkeszölö, iets ten oosten van Kecskemét, ligt aan weg nr. 44, een eeuwenoude bronwater badencomplex met wat olie-achtig opgepompt heet bronwater.
Volgens hun, ook goed tegen vele huidkwalen. Die geur vergeet je nooit meer.

Het was daar vroeger net of je een vorige eeuw binnen stapte, maar nu is het een watercomplex met zelfs een golfslagbad. Eéns per uur ging er toen een bel waarop het hele terrein leegloopt in het golfslagbad. Als ongebruinde, bleke asperges in een potje stond men vol tegen elkaar aan. En het ging, wonder boven wonder, nog goed ook.

Er zijn daar bronwaterbaden met diverse temperaturen, tegenwoordig ook met een groot overdekt thermaal gedeelte voor het hele jaar.

In het watercomplex ligt ook een zwembad met schoon water, een hotel en een camping. Je loopt van je tent zo een bronwaterbad in.

Ook buiten Europa zijn er bronwater baden.
In IJsland heeft men de beroemde geisers die warm water geven.
Ook in Japan zijn er warme bronwaterbaden. Vaak komen we ze in vulkanische gebieden tegen.

Heb je ook een leuk bronwaterbad ontdekt, email ons reactions.saunafanclub@gmail.com dan nemen we uw tip in de volgende druk mee

Hoofdstuk 17
Een Spa, een bubbelbad.

Bubbelbaden, jacuzzi's ook wel Spa's genoemd met name die buiten in de zon staan, hebben soms ook veel -/-luchtdeeltjes.

Vroeger hadden we van die heerlijke bubbelbaden met heel veel hele kleine gaatjes met microbelletjes van hete lucht. Een warme donsdeken van luchtbelletjes met veel ionen. Heerlijk.

We hebben tegenwoordig veel te grote gaten voor te grote massage bubbels waar de meesten snel misselijk van worden.

De berekoude lucht, zonder veel -/-luchtdeeltjes, die tegenwoordig door de grote gaten geperst wordt, maakt het in het warme water zo oncomfortabel en misselijk, dat ik er meestal al weer snel uit ben. En horen niet onder wellness.

Geef mij persoonlijk de oude warme micro bubbels maar terug. De warme lucht die met veel kracht door de microgaatjes geperst werden maakten heel veel -/- negatieve luchtdeeltjes waardoor Spa baden zo beroemd werden.

De warme bubbels vallen dus ook onder wellness.

Ook de moderne 1 meter hoge waterstralen met de brievenbus monding.

Watermassage met een warme waterstraal of met warme bubbels ?

Wat wilt u ?

Hoofdstuk 18
Infrarood cabines.

Wij zijn als mensen zeer inventief en we experimenteren wat af.

Zo zijn we in het verleden op de 35°C Maya sauna gekomen en zagen toen onverwacht sterke genezende krachten, al konden we die nog niet verklaren.
We hadden in het hoge noorden 's winters tekort aan ionen en warmte is zo lekker. We zijn warmbloedig en onze vacht kwijt.

Deze -/-luchtdeeltjes zien we helaas niet meer bij de moderne Finse sauna en ook niet bij de moderne infrarood cabines, maar de dames zijn er gek op, door de doorbloeding ?
En ze komen er als kreeften zo rood uit.

Het heeft niet onze beschreven sterke genezende -/-luchtdeeltjes krachten, maar de diepe warmte draagt wel bij aan onze gezondheid door het extra ontgiften van ons lichaam zoals experts ons vertellen.

Het ontgiften is het verwijderen van niet lichaamseigen en vijandelijke stoffen door de huid en door het zweten.

Hoofdstuk 19
Floating.

Bij floating drijft men op warm zoutwater (rijk aan
-/-luchtdeeltjes hoofdstuk 5) en men doet men dit het
best 30 minuten in 33°C water (met gesloten ogen
effect hoofdstuk 8) en in alle rust.

Dit heeft de beide sterke genezende krachten van de
oude Maya sauna (hoofdstuk 5) en valt dus onder
wellness.

In weer een iets andere, maar zeer aangename vorm.

*

Hoofdstuk 20
Yoga.

Er zijn meer wegen om een doel te bereiken zoals we al zagen. De mens was vroeger ook al inventief.

Met mediteren, hoofdstuk 8, zetten we ons bewustzijn vast door aan één ding te denken. Velen vinden dit erg lastig en houden dit moeilijk vol.

Bij yoga gaat het beter. Bij yoga zetten we ons bewustzijn als het ware vast door ons te concentreren op een yoga oefening. Daar hebben de meesten minder problemen mee.

In wezen is onze saunahouding een mini yoga oefening.

Bij yoga voelde men dat men op de goede weg was, en kreeg vele volgelingen. Vele honderden yoga oefeningen volgden.

Als we yoga bij redelijk weer, buiten kunnen doen komen we dicht bij hoofdstuk 5. En wordt yoga een nog grotere[3.] genezende kracht.

Tip: bij slecht weer kunnen we yoga ook in de slaapkamer doen met het raam wagenwijd open en een dikke trui aan.

*

Hoofdstuk 21
Wellness verhalen.

Wellness is welzijn, is je gezondheid,
is je goed voelen.

Meer dan 2500 jaar geleden luisterden de Maya's beter naar hun lichaam dan wij heden ten dage doen.

Ons onderbewustzijn gaf aan wat het lichaam nodig had. Zoals we het tegenwoordig nog extreem zien bij zwangere dames: plotselinge trek in haring en/of zure bommen.

Wat we tegenwoordig willen eten, is meer lekkere trek en bij het boodschappen doen, we laten we ons meer leiden door wat in de supermarkt in de aanbieding is dan waar ons lichaam om vraagt.

Probeer toch meer gezondere keuzes te maken, je wordt er veel fitter van.

*

Na een bevalling ('s winters) werden voor de sterk afgekoelde steenkoude Maya moeder kleine ronde stenen, die rond het een vuur verwarmd waren, voor haar in een donker opwarm zweet tentje van huiden gerold. (gesloten ogen effect – hoofdstuk 8)

Dat er waarschijnlijk een bakje water bijstond om wat op de stenen te sprenkelen, (-/-luchtdeeltjes door vochtige damp – hoofdstuk 5)vertelt de historie helaas niet, maar is zeer aannemelijk, ze waren vrij slim.

Na het zien van de goede effecten (hoofdstuk 9), bleven de Maya's dit ook zomers doen.

Ook tegenwoordig worden in ziekenhuizen moeders na een bevalling uitgenodigd even met de ogen dicht, heerlijk lang op een stoel warm te douchen om zo even geestelijk en lichamelijk schoon en tot rust te komen. En tegelijkertijd door de -/-luchtdeeltjes nieuwe energie op te doen; en door de gesloten ogen, de eventuele trauma's van net, heel snel te kunnen verwerken.

De moeders voelen zich hierna, tot hun eigen verbazing, in korte tijd wonderbaarlijk geestelijk en lichamelijk enorm opgeknapt.

Het helpt tevens vele postnatale trauma's te voorkomen.

Laat u deze eeuwenoude wijze van genezing u niet ontnemen, door een niet-deskundige die u dit uit eigen milieu bezuinigingsidee wil ontnemen.

Dus een 25cent aan warm water, zal zorgverzekeringen vele tonnen aan postnatale na hulp per patiënt en u een hoop ellende besparen.

*

Ik was ooit op bezoek bij een collega, die al een tijdje in een inrichting in Bloemendaal zat. Alle deuren zaten 3x op slot en de ramen potdicht. Toch mocht ik hem een middag meenemen.
We hebben uren langs de branding gelopen, hij klaarde geestelijk helemaal op. En hij mocht de week er na weer naar huis.

Veel buiten en dagelijks 30 minuten 40°C stoombad zou naar onze nieuw vergaarde kennis hier geestelijk genezende wonderen kunnen verrichten.

Dit zou tevens heel goed zijn voor langdurig zieken, oude van dagen, gedetineerden en kantoor verslaafden, enz.

*

We kunnen nu met onze nieuwe kennis nog meer voordelen ophalen.

In feite, deden we dit, soms zonder te weten, vroeger ook al !

Een paar voorbeelden:

We gingen/gaan naar het strand,

je in laten masseren met zonnebrandolie = tot rust komen.

30 minuten zonnebaden met onze ogen dicht !
Hoofdstuk 8.

In de zachte wind uit de zee/branding, de -/-
luchtdeeltjes !

Dan even uurtje rust met wat langs de branding lopen,
-/-luchtdeeltjes, en afkoelen door wat te zwemmen, met
extra -/-luchtdeeltjes .door verdamping van het
zeewater

en daarna nog een keer of 4 ?

*

Ik ging vroeger wel eens een dag naar een beurs, een
vakantie beurs, de Hiswa of 3 dagen naar de Cebit, een
computerbeurs met 30 mega grote hallen in Hannover.

Dit breekt iedereen, hiervan ga je lichamelijk en
geestelijk aan kapot.

Aan het eind van de eerste dag ben je geradbraakt,
misselijk van de hapjes, zere voeten, kramp in je kuiten,
stijve pijnlijke rug en nek.

Dat laatste kan voorkomen worden met onze after sauna
houding, zie Hoofdstuk 11 Saunahouding. Onze

saunahouding, maar dan staand met onze handen op onze rug. Borst vooruit, schouders naar achteren, hoofd recht op je romp, nek 2x intrekken. Net zoals je vroeger in het leger op wacht moest staan, of zoals de politie langdurig moest patrouilleren.

Zie ook pagina : doe mee op www.saunafanclub.nl

Geestelijk overspoeld door veel te veel informatie, gaan velen, uit ellende, meteen slapen en zijn de volgende dag geen knip voor de neus waard en gaan ziek naar huis.

De oplossing :

Ik had een half jaar van te voren hotelkamers gereserveerd aan de rand van het expoterrein, geen parkeerprobleem meer en konden we de volgende dag zonder files en zonder in de rij te staan zo naar binnen lopen. Anderen waren al uitgeput voor ze binnen waren.

Aan het eind van de dag waren ook wij misselijk van de hapjes, en liepen we zo naar ons hotel, aan het expo terrein.

Ons hotel had een warm binnenzwembad, daarom had ik hem uitgezocht en ik verplichtte mijn reisgenoten,

die hier doodmoe en misselijk helemaal geen zin in hadden,

eerst even 30 minuten relaxed in het water te hangen.

Door het licht bewegen in het water van onze ledematen zonder dat er gewicht op stond, verdwenen door het warme water tevens de afvalstoffen uit onze spieren.

Wat we iets later merkten, we waren door de -/- luchtdeeltjes ook onze geestelijke vermoeidheid grotendeels kwijt, we kregen er zelfs weer trek van.

We gingen Hannover in en daar was een Mövenpick restaurant, die hebben een heerlijk Zwitsers gerecht, gesnelzenes met spatzles, een pasta, een genot voor onze zwaar belaste spieren. Net als voor de Tour de France wielrenners die de volgende dagen weer prestaties moeten leveren.

Het had nog nooit zo lekker gesmaakt als toen, waarschijnlijk door het half uur zwembad.
Na een lekker groot ijs toetje, we hadden nooit gedacht dat we daar nog trek en plek voor hadden, gingen we terug naar ons hotel.

Daar teruggekomen hadden we ineens enorme dorst, door vochtgebrek van de inspanningen; we namen één Weizenbier met citroen, is naar men daar zegt "zeer genezend."

We sliepen zelfs in een vreemd bed aan één stuk door. En de volgende morgen waren we super fris, lichamelijk weer elastisch en geestelijk weer helemaal helder.

Een heerlijk ontbijt en zo konden we het 3 dagen zingend volhouden.

*

Leuk om te weten.

Ons lichaam is net een verbrandings automotor. We doen er wat brandstof en lucht in en wij krijgen veel kracht, warmte en afvalstoffen.

Zo ook het zeer giftige koolmonoxide. Ieder mens heeft zijn eigen zeer, zeer kleine hoeveelheid. Nu dachten we vroeger dat we dit door onze longen kwijtraakten. Wat men onlangs heeft ontdekt, is dat we dit makkelijker kwijtraken door het trillen van onze stembanden.

Omdat het zo giftig, is krijgen we twee bijverschijnselen. Als we niet praten of niet lekker zijn en stil in een hoekje gaan zitten stijgt onze giftige voorraad. We zullen we ons steeds meer niet lekker gaan voelen.

Omgekeerd werkt het ook. Hoe meer we praten, verlaagt het niveau waaraan we gewend zijn. En des te vrolijker we worden. Zangclubjes eindigen altijd vrolijk, en ook kwebbelkousjes zijn altijd vrolijk.

In de zestiger jaren, het flower power tijdperk, zaten in het Vondelpark in Amsterdam, volgelingen van een Indiase groep in Lotus houding in het gras en zeiden op een luide zo laag mogelijke toon ZOEMMMMMMM, ZOEMMMMMM, ZOEMMMMMM. Ze voelden zich zorgeloos, vrolijk en verlicht.

Voelt u zich down, dan kunt u zich nu vrolijk zoemen. Of door zingen, neuriën en praten. Dit zingen graag als u alleen in de auto of in bad zit. De meeste mensen vinden dit vreselijk irritant van een ander. Men zegt er niks van, maar pas op, het wordt dan steeds stiller om u heen.

*

Dat uitgeademde CO_2 is zwaarder en zakt naar beneden zoals in grotten. Als er vroeger kinderen op school s'middags in slaap vielen, moest hun moeder op school komen en kregen verwijtend te horen dat hun kind eerder naar bed moet .
Nu zijn er tegenwoordig kleine CO_2 meters voor scholen ontwikkeld want bij een hoop kinderen kan de CO_2 al snel gevaarlijk oplopen. Als de meter op oranje gaat moet de onderwijzer(es) een raam openzetten. Die ramen zitten op scholen veel hoger dan de zit hoogte van de kinderen. Ook in huizen, kantoren, winkelcentra, caravans wordt altijd van boven afgezogen of geventileerd. Daar boven zit alleen maar de net opgewarmde lucht. Dit is dus dubbel verkwistend terwijl de gevaarlijke CO_2 gewoon beneden blijft hangen waar wij ons als mensen ophouden.

Men doet wel ontdekkingen,
maar we doen er vaak niks nuttigs mee.

*

Heeft u ook een Tip ?

*

Toekomstig wellness verhaal, een schonere lucht, niet meer vervuilt door fijnstof, wat ook ons luchtdeeltjes aantal momenteel drastisch vermindert.

Vliegtuigen op een brandstof gemaakt van schoon waterstof, of niet vliegen.

Creating 100% clean fuel from water HHO and CO2
                              https://youtu.be/aKPLYhlECww
*

Auto's op deze vloeibare HHO brandstof en/of hybride met snel oplaadbare elektrische auto's.

Bewegelijkheid van de mens en goederen stimuleert onze geest en economie en worden er beide een stuk gezonder van.

Hier dus nooit belasting op gaan heffen en dan dalen onze ziektekosten ook.

*

Ons huis en badwater 3x zo voordelig en schoon verwarmen met schone koelkast technologie. Ook wel tegenwoordig modern een warmtepomp genoemd.

*

In alle nieuwe bouwvergunningen vastleggen, verplicht een schuin dak op het zuiden ten behoeve van zonnepanelen, kost niks, kost geen extra ruimte, kost bouwer niks extra, leuk voor nieuwe eigenaar en milieu.

De oude 35-40°C natte sauna staat al duizenden jaren
mede bekend
om het bevrijdende karakter van de geest,
wat van ons grensverleggende inventieve en creatieve
mensen maakt.

Nu ook enthousiast, trek ook een sauna fanclub shirt aan, samen bereiken we meer.

https://shop.spreadshirt.nl/saunafanclub/

Hoofdstuk 22
Verhalen van over de hele wereld in filmpjes.

Er zijn momenteel al tegen de 40 leuke informatieve historische filmpjes over Letland en vele andere landen.

Tik op Google en/of Youtu.be :

Pirts stāsti | Sauna stories

*

Hoofdstuk 23
Nieuwe tijden, nieuwe ......

10.000 jaar geleden zouden we een gat in de lucht gesprongen hebben, bij een supermarkt die 7 dagen per week, het hele jaar door, de zo lekkere, vol met vitamine, gegarandeerd niet giftige paddenstoelen, bessen en andere vruchten verkocht. Maar we laten ze nu meestal liggen voor niet zo gezond voedsel.

Niet alleen dat we tegenwoordig veel bouwstenen tekort komen, komen we ook steeds meer beweging te kort door het veel te lang, te stil achter de pc, tv en steeds leuker wordend internet te zitten.

Probeer zoveel mogelijk niet star achter die tv en computer te zitten, maar beweeg zo veel mogelijk. Bijvoorbeeld tijdens iedere reclame even lopen ?

*

Nu was ik laatst op een verjaardag, letterlijk iedereen zat met zijn vingertje over een schermpje te vegen.

Ik vroeg plagerig "iemand taart ?" Slechts één reageerde, haar verbinding was even weggevallen.

*

Doordat die schermpjes binnen beter leesbaar zijn dan buiten, ziet de toekomst er voor onze gezondheid niet best uit.

Dus hup meer naar buiten, lekker wandelen met wat water en vers fruit voor onderweg mee.

En mochten we spierpijn krijgen, dan wijst hoofdstuk 1 ons de weg door dit boek naar de aangename 33°C buitenbaden met de noodzakelijke sterke genezende krachten.

*

Zie voor de laatste berichten en ontdekkingen
www.saunafanclub.nl

Je wordt slimmer.

*

Handiger, inventiever.

*

Creatiever.

*

Lichamelijk veel gezonder,

*

geestelijk helderder.

*

Je wordt vrolijker.
Je wordt een nieuw mens.

*

Join our club.

*

Welkom.

www.ingramcontent.com/pod-product-compliance
Lightning Source LLC
Chambersburg PA
CBHW050718280326
41926CB00088B/3201